Mein Herz.

Ohne dich, wäre das hier nicht möglich gewesen.
Danke für deinen Halt und deinen Glauben.
Du hast den Weg durch diese Dunkelheit leichter gemacht.

# THINGS I WANTED TO SAY

Dinge die ich sagen wollte;
aber niemals aussprach.

Zwei Seelen in meiner Brust

Aurora Noir

Autor: Aurora Noir

Umschlaggestaltung, Illustration: Aurora Noir

Verlag: Buchschmiede von Dataform Media GmbH, Wien
ISBN: 978-3-99084-269-0

Printed in Austria

# THINGS I WANTED TO SAY

Mai 2018

Ich fange an.
Ich habe es vermutlich viel zu lange hinausgeschoben, immer Ausreden gesucht oder gesagt „das mach ich schon noch"…

Aber gäbe es einen besseren Zeitpunkt als jetzt ?
Jetzt, wo es so scheint als würde mein Leben funktionieren?
Der richtige Zeitpunkt wird nie kommen, ich riskiere es jetzt einfach.

Worum geht es hier?
Ein verlorenes Wesen. Eine traurige Seele.

Und wie es begann?

Nun, alles begann im Sommer 2011, vermutlich schon viel früher, nur habe ich es wohl einfach zu lange unterdrückt. Oder war zu ängstlich etwas zu sagen.
Ich bin nun bereit alles zu sagen, jede Emotion rauszulassen.
Darum lasse ich jetzt mein früheres Ich sprechen.
Mein früheres Ich, dass so oft auf dem Boden lag.

Und irgendwann die Kraft fand aufzustehen.
Ein für alle mal.

04. September 2011 und ich das erste Mal im Krankenhaus.. Ich hatte unglaubliche Angst, niemand wusste, dass ich hier drinnen war. Wieso auch? Wen hätte es denn interessieren sollen? Zumindest hab ich das damals gedacht.

Im Mai 2012 wurde Chelsea geboren, mein Seelenhund, mein Lebensretter, mein Herz. Diese Hündin, die mein Leben in so kurzer Zeit so schön gemacht hat.
Somit wurde ab Juli 2012, als ich sie endlich bei mir hatte, alles besser.
Zumindest habe ich die Hoffnung gehabt, dass es schön bleibt.

In der Hoffnung, dass dieses Werk nun jemandem hilft.
In der Hoffnung, dass sich kein Mensch so hilflos fühlen muss.
In der Hoffnung, dass die folgenden Seiten etwas bewirken, und sei es nur für einen einzigen Menschen.

Ich möchte mich für etwaige Kraftausdrücke und verwirrende Sätze entschuldigen, ich war oft nicht ganz bei mir.

## Einleitung

Ich war eine Zeit lang in Graz, es war ein schöner Sommer. Beinahe schon ein friedlicher. Trotzdem spürte ich etwas in mir. Irgendetwas Neues. Trauriges.
Ich war nicht zuhause. Wollte in Graz bleiben. Dort neu anfangen. Weg von allem.
Aber ich musste zurück.
Wieder in Wien angekommen, bin ich zu Max; meinem besten Freund. Er war immer da; ist er auch heute noch.
Auch an diesem Wochenende; Samstag, der 03.09.2011; war er da. Er hielt mich. Er hörte mir zu. Er versuchte mir zu helfen. Er war da.
Es kam mir vor als würde ich sterben. Genau so fühlte es sich an. Nur sagte ich nichts.

An diesem Abend waren wir zu dritt. Einer von Max' Freunden war da. Wir feierten. Es war alles okay. Dachte ich. Der Alkohol half, wenn auch nur kurzzeitig. Und gleichzeitig gab er mir den Rest.
Sonntag, 04.09.2011, an diesem Tag war ich soweit. Ich wollte springen. Von Max' Balkon.
Es war früh morgens, die beiden schliefen noch.
Ich stand auf diesem Balkon, auf dem ich an manchen Tagen immer noch Gänsehaut bekomme.
Ich weiß noch, wie es war hinunter zu blicken.
Aber es sollte anders kommen. Ich verlor den Halt. Kippte nach hinten.
Ich weiß nicht, wie lange ich auf dem Boden lag.
Oder wie lange es gedauert hat, bis mich einer der beiden fand. Aber ich wurde gefunden.

Die Mutter von Max' Freund war Krankenschwester. Sie hatten sie angerufen und Hilfe gesucht. Ich weiß noch, dass ich auf Max' Schoß saß und wir im Internet nach Möglichkeiten und Rat gesucht haben. Besser gesagt, er hat gesucht & ich saß da, als wäre ich in Trance.
Ich habe geweint und ich hatte Angst.

Meine Erinnerungen an das was danach geschah sind sehr verschwommen.
Plötzlich waren wir bei Max' Freund zuhause. Irgendjemanden hat Sachen für mich gepackt und dann sind wir los. Zum Krankenhaus.
Der Weg zum Pavillon war hart. Aber Max hatte mich immer wieder an der Hand genommen, mir gut zugeredet. Ich habe geweint, ich habe versucht mir weh zu tun.

Endlich beim Pavillon angekommen, musste ich ein Aufnahmegespräch - nennt man das denn so ? - führen. Ich erinnere mich kaum. Ich fühlte mich nur verloren. Ich war leer.
Dann ging es auch schon ein Stockwerk höher. Ich habe einiges an Zetteln bekommen, Stationspläne, aber die konnte ich zu dem Zeitpunkt noch gar nicht lesen. Ich war am Ende meiner Kräfte.
Ich wollte nicht, dass Max weggeht…doch es wurde Zeit.

Dann war ich alleine in diesem fremden Zimmer…

„Klagsam und deutlich depressiv, affektlabil, weinerlich, Suizidgedanken, von denen sie sich zwar ho distanzieren kann, allerdings zuletzt mit Konkretisierungen (plant an einem konkreten Ort von einer Brücke zu springen), sie beschreibt die Todessehnsucht und ein allgemeines Losigkeitssyndrom.
Bis auf Nikotin keine Abudantien. Die Aufnahme erfolgt informell zur medikamentösen Einstellung…"

2011

# WOLLT IHR MICH EIGENTLICH ALLE VERARSCHEN

Tag 1 - 04. September 2011

17:27 Uhr
So, ich „liege“ gerade auf meinem unbequemen Bett, ich hasse diese harte Matratze.
Max ist gerade weg. Ich fühle mich alleine, aber ich höre Musik, das schenkt mir ein kleinwenig Hoffnung.
Ich bekomme hier Anti-Depressiva und irgendein Mittel, damit ich besser einschlafe und durchschlafe.
Ich verspüre immer noch kein Hungergefühl. Das letzte Mal hab ich wohl gestern um 22:30 herum gegessen. Ich will nichts. Und ich werde sicher nicht essen.
Ich habe eine Zimmermitbewohnerin. Aber die ist wohl derzeit noch essen. oder keine Ahnung was die macht, ist mir auch ziemlich egal. Ich will nicht hier sein. Ich habe Angst. Die Stunden hier werden einsam. Ich habe nichts zu tun. Ich will mit niemandem reden.
Heute wurde mir schon Blut abgenommen und ein EKG wurde gemacht. Ich hoffe, dass das hier nicht allzu schlimm wird und ich hier bald wieder rauskomme. Ich will nicht hier sein, ich will lieber frei sein.

18:09 Uhr
Ich hoffe, ich werde bald müde. Es geht mir nicht gut. Ich sitze immer noch alleine in diesem kalten, leeren Zimmer. Die Wände sind hellblau, es sieht alles sehr lieblos aus. Kalt. Ich frage mich ob ich meiner Mutter etwas sagen soll. Aber was? Die Wahrheit.

Ich habe Depressionen; Suizidgefahr wurde diagnostiziert.

Ich will endlich schlafen. Es ist so lästig. Ich glaube langsam drehe ich komplett durch, ich höre Geräusche.
ICH HASSE DIESES ZIMMER SO SEHR!

19:37 Uhr
Ich habe gerade meine Mitbewohnerin kennengelernt, sie scheint nett zu sein. Aber sie redet nicht viel. Ist mir nur recht. Ich fühle mich so einsam, ich könnte schon wieder weinen. Das geht leider nicht mehr. Ich bin so ausgelaugt. Ich weiß nicht, ob ich heute noch Medikamente bekomme, aber wahrscheinlich schon. Ist ja auch egal. Alles ist egal.

Tag 2 Montag, 05. September 2011

10:30 Uhr
Wie habe ich geschlafen? Schlecht.
Wie war das Frühstück? So schlecht, dass ich direkt erbrochen habe. Und zwar in den orangefarbenen Medikamenten-Müllsack, einfach so im Vorbeigehen. Hat keiner gesehen. Zum Glück.
Morgen habe ich wohl mein erstes Einzelgespräch.
Heute sehe ich Max wieder.
Meine Mitbewohnerin wurde heute entlassen.
Das ist ein merkwürdiges Gefühl. Ich will hier raus. Ich will raus. Ich will raus.
Kann ich nicht einfach hier abhauen.

Ich habe doch ohnehin keine Lust mehr auf dieses Leben. Lasst mich doch einfach gehen… ich möchte nicht mehr kämpfen.

07. September 2011

09:55 Uhr
Ich habe sehr schlimme Träume. Ich sah Andy. Ich sah Andy in seinem Sarg liegen, von Maden zerfressen & plötzlich schlug er die Augen auf.

08. September 2011

09:07 Uhr
Ich träume von Suizid. Der Traum…Ich sehe abwechselnde Bilder, kurze Ausschnitte.
Ich stecke mir eine Waffe in den Mund. / Bildwechsel / Ich sehe mich an einem Baum hängen. Strick um den Hals. / Bildwechsel / Ich stehe auf einem Hochhaus, mit dem Rücken zum Abgrund, es regnet. Ich lasse mich einfach fallen / Bildwechsel / Ich sitze in einem Auto, fahre direkt auf einen See zu. Das Auto kracht mit einer Wucht ins Wasser. Ich sitze darin. Wasser, immer mehr und mehr Wasser. Ich komme nicht hinaus. / Bildwechsel / Grabstein.
Dann wache ich auf. Schweißgebadet.

09. September 2011

08:09 Uhr
Ich habe nichts geträumt. Zumindest kann ich mich nicht daran erinnern. Ich fühle mich so verloren. Bin ich wieder in eine Depression gerutscht? Und jetzt geht es wieder los, dieses Gefühl, Suizid erscheint mir einfacher.

Ich will nicht mehr.

09:23 Uhr
Ich fühle mich einsam. Einsam und allein gelassen.
Es fühlt sich an, als wäre der Boden unter mir weggebrochen.
Und ich falle. Ich falle noch tiefer.

10. September 2011

13:15 Uhr
Keine Ahnung was ich geträumt habe, es spielt auch keine Rolle.
Nichts spielt mehr eine Rolle. Es ist alles egal.
Ich fühle mich so einsam.
Mama's Freund soll heute vorbeikommen, er bringt mir wohl ein paar Sachen. Wo ist sie?
Ich werde hier wohl noch länger bleiben.

13. auf 14. September 2011

01:48 Uhr
Ich bin schweißgebadet aufgewacht.

Schon wieder ein Albtraum. In meinem Kopf sind nur mehr böse Gedanken. Und unter all diesen Gedanken nur eine einzige Frage. Was mache ich hier eigentlich noch?

02:29 Uhr
Ich liege immer noch wach. Ich fühle mich unruhig und traurig. Ich mache mir Gedanken über Freitod. Ich habe Angst vor dem Sterben,
aber wenn es keinen anderen Weg gibt.
Diese Gedanken machen nichts besser.

05:14 Uhr
Ich bin wieder wach. Ich fühle diese Unruhe in mir. Ich fahre mir durch die Haare.
Er fehlt mir wohl immer noch. Das macht mich wütend. Ich bin alleine.
Er hat mich alleine gelassen. Alle haben sie mich alleine gelassen. Ich will wieder einschlafen.

07:10 Uhr
Eine Schwester hat mich gerade geweckt. Kein Albtraum mehr. Nur Leere.
Und Einsamkeit.

17:23 Uhr
Ich muss ein neues Medikament zum Schlafen nehmen. Noch eines.

21:54 Uhr
Es ist Zeit zum Schlafen gehen. Ich habe Angst vorm Schlafen. Ich bin schon wieder so unruhig. Rastlos. Das hier ist nicht der richtige Platz für mich. Ich hasse dieses Zimmer so sehr.

15. September 2011

01:13 Uhr
Erneut ein Albtraum. Alle haben mich alleine gelassen. Ich bin so einsam.
Ich liege in meinem Bett und ich weiß nicht mehr was ich tun soll. Es fühlt sich an, als würde ich in dieser Einsamkeit versinken.

02:58 Uhr
Wieder aufgewacht. Mein ganzer Körper hat gezittert.
Da war überall Blut.

04:02 Uhr
Ständig werde ich wach. Ich fühle einen stechenden Schmerz in meiner Brust. Meine Augen füllen sich mit Tränen. Leere.

06:10 Uhr
Ich bin wach. Ich will nicht wach sein. Da ist nichts mehr. Ich fühle nichts mehr.

21:02 Uhr
Meine Mutter hat mich heute besucht.
Mein Hund, mein Hund mit dem ich großgeworden bin, der mich getröstet und mir so viel Liebe gegeben hat, ist letzte Nacht gestorben.
Als sie mir das sagte, da rührte sich nichts in mir. Leere.

Gegen 17 Uhr ist sie gegangen und ich bin in meinem Zimmer zusammen gebrochen.

Ich habe nur mehr geweint. Alles ist weg.
Bis Dienstag noch.. Nur bis Dienstag hätte sie noch durchhalten müssen, dann wäre ich doch wieder da gewesen. 6 Tage, es wären noch 6 Tage gewesen.
Warum passiert das alles?

16. September 2011

08:57 Uhr
Die halbe Nacht bin ich nur auf meinem Bett gelegen, verstört. Ich lag nur rum und habe auf die Decke gestarrt. Ich fühle mich nicht müde, ich fühle gar nichts mehr.

Heute sind zwei Patienten, mittlerweile Freunde von mir, gegangen. Einer wurde entlassen, der andere muss auf einen anderen Pavillon. Und ich? Ich sitze erneut in diesem leeren Zimmer und denke nach.
Ich denke daran, wie es wäre nicht mehr zu existieren. Ich muss eine rauchen.

09:04 Uhr

Ich gehe Richtung Raucherraum, selbst im gehen kann ich schreiben. Wobei es mehr schleichen ist als gehen. Ich habe mich noch nicht einmal umgezogen. Ich wandle immer noch in meinem zu großen Schlafgewand umher.

Wie ein Gespenst.
Ich zünde mir eine Zigarette an. Ich muss schon beim ersten Zug an meinen geliebten Hund denken, meine Ambi.
Die Tränen kommen wieder, ich wische sie in mein Hemd. Ich bin so unglücklich. Diese Leere in mir schwächt mein Durchhaltevermögen und meinen Lebenswillen. Das hat doch alles keinen Sinn mehr so.

Ich gehe zurück ins Zimmer.
Ich will so nicht weitermachen.
Ich habe mich wirklich auf Dienstag gefreut.

Vorletzte Nacht ist sie gestorben. Und ich war nicht da. Wie bei Andy.
Sie kommen nie wieder.
Ich hasse mich so sehr. Ich hasse mich. Ich hasse mich.
Ich bin jetzt wohl komplett im Arsch und ich bin wieder bereit zu sagen, dass ich eigentlich gar nicht mehr will.
Es ist so einsam hier. Es frisst mich auf, macht mich leer und gefühllos. Ich kann nicht mehr.
Ich will nicht mehr leben

Notizen:
Musiktherapie Donnerstag 13:00 - 13:45
Einzelgespräch Dienstag 13:00 - 14:00

16. September 2011

Nach der Angst und Depressions-Gruppe (was ist denn das eigentlich, ich sage immer als letzte etwas, weil ich weiß, dass alle so erschöpft sind und keiner mehr zuhört)…

Vielleicht gibt es doch liebe Menschen hier. Ein Mädchen, Dany, sie hat mir nach der Gruppe einen Zettel auf mein Bett gelegt. Ich mag sie sehr.

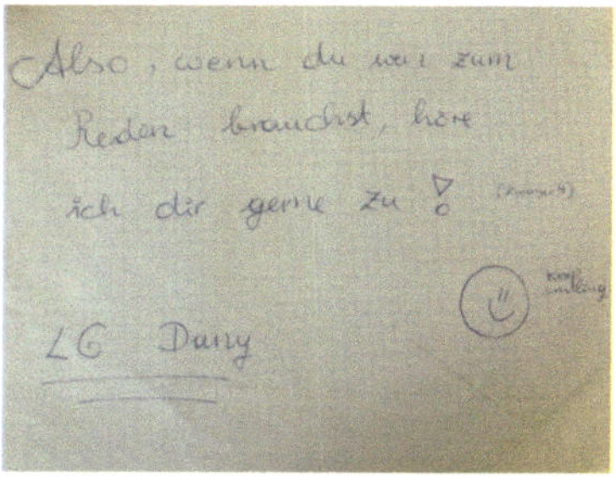
Also, wenn du wen zum Reden brauchst, höre ich dir gerne zu!

LG Dany

Sie scheint mich wirklich zu verstehen, nicht so wie alle anderen.
Ich mag trotzdem nicht mehr.
Ich habe keinen Antrieb, keine Lust. Nichts mehr.

04. Oktober 2011

Entlassung, ICH BIN FREI!
Sie sagen ich muss eine Langzeittherapie machen, mehrere Monate. Sonst werde ich nicht gesund. Ich soll es versuchen. Ich glaube, ich möchte es versuchen. Was hab ich denn noch zu verlieren.
Die Ärztin war sich nicht sicher ob ich wirklich da hin gehöre. Das war ja wohl wieder klar.
Ich muss nochmal zu einem Gespräch mit mir. Sie ist mir unsympathisch. Sie erscheint mir so herrisch. Irgendwie gemein.

13. Oktober 2011

Ich musste wieder zu ihr... Aber es ist entschieden, am 02. November soll es losgehen.

Samstag, 29. Oktober 2011

Noch 4 Tage bis zum nächsten Krankenhausaufenthalt. Langzeittherapie also. Wieder einsperren lassen. Ich hasse das so sehr. Ich will da nicht hin.

Dienstag, 01. November 2011

19:48 Uhr
Morgen ist es also soweit.

Ich habe mich eben mit Dany und Max in Floridsdorf getroffen. Ich habe mich quasi verabschiedet. Es ist hart zu wissen, dass es die nächsten Wochen oder Monate nicht mehr so sein wird wie es jetzt war.
Das macht mir wahnsinnige Angst und es macht mich so traurig.
Manchmal fühlt es sich so an, als würden mich alle alleine lassen. Manchmal fühlt es sich so an, als würde es sich nicht mehr lohnen weiterzukämpfen.
Ich muss jetzt weiter Koffer packen.

21:20 Uhr
Ich komme mir blöd vor. So viel Aufwand und Getue. Und was passiert dann? Man gerät ja doch in Vergessenheit. Manchmal wünschte ich mir, ich wäre wie früher. Lebensfroh.
Aber nichts passiert. Es gibt Leute die sagen mir, dass ich an Gott glauben soll. Das alles sein Werk ist und das das sein Plan ist, den er eben hat für mich.

Und selbst wenn ich die Worte einmal sagte, nichts ist passiert.
Und niemand steigt vom Kreuz herunter.

21:40 Uhr
Meine Schwester ist traurig. Ich auch.

22:45 Uhr
Ich verzweifle.
Wer will so ein Ding wie mich denn? Ich will nicht mehr. Ich kann nicht mehr.
Wie soll man an ein Leben anschließen und weitermachen, wenn die Hoffnung vor langer Zeit verloren ging? Wenn alles woran man geglaubt hat kaputt geworden ist.

Wie soll ich die Zeit im Krankenhaus denn nur überstehen?
Ich würde so gerne alles hinwerfen und aufgeben.

Mittwoch, 02. November 2011

08:09 Uhr
Ich bin im Krankenhaus, ich habe ein Einzelzimmer. Zimmer 6 West
Es ist klein, die Fenster sind wieder vergittert. Es ist wieder einsam.
Es wirkt alles leer und kahl.
Letzte Nacht konnte ich nicht schlafen und trotzdem bin ich nicht müde.
Heute kommt mich ein Freund besuchen.

Darauf freue ich mich !

08:29 Uhr
Morgen bekomme ich auch Besuch!
Obwohl ich noch nicht lange hier bin, finde ich es schrecklich erdrückend.

Die Leute hier scheinen nett zu sein, einige hab ich schon gefragt, was man denn hier alles tun kann oder muss, wenn man neu ist. Die Antwort darauf war „nichts“…langweilen, abwarten.

09:36 Uhr
Ich hatte gerade mein Aufnahmegespräch und um 11 Uhr kommt irgendein „Spezial“-Arzt zur Untersuchung. Derzeit zieht sich das alles hier.
Ich musste einen Vertrag unterschreiben, dass ich mich hier

während der ganzen Therapie nicht selbst verletze. Und nach der Therapie darf ich mich ein Jahr nicht selbst verletzen. Wie lustig seid ihr denn? Ich fühle mich so antriebslos. Ich weiß auch nicht, erneut fühle ich mich wieder so einsam. Ich sitze auf meinem Bett (das übrigens viel zu klein ist und mir vorkommt wie ein Kinderbett) und denke nach. Der Freund von mir hat sich noch nicht gemeldet.
Eigentlich, hat sich niemand gemeldet.
Ich werde hier doch eh wieder nur hängen gelassen. Ich habe so Angst, dass mich alle verlassen. Genau wie mein Vater.
Einsamkeit. Auf Dauer unerträglich und bringt einen irgendwann um. Eigentlich ist es unaufhaltsam.

Es dreht sich doch alles nur um's Abwarten. Abwarten, bis der Arzt da war. Abwarten, dass die Zeit schneller vergeht. Abwarten, dass diese Leere endet. Abwarten, auf den Tod.

10:55 Uhr
Ich warte auf den Arzt. Ich habe starke Kopfschmerzen und mir ist eiskalt. Ich habe genug an, ich bin drinnen, drei Schichten Bekleidung und fühle meine Hände nicht mehr. Was passiert mit mir?

14:45 Uhr
Ich kriege hier noch die absolute Krise. Ich komme nicht voran. Ich kann nicht schlafen und ich hab absolut keine Ahnung was das hier alles soll.
Aufgescheucht wie ein junges Tier, bin ich auf und ab gelaufen in diesem Raum. Immer und immer und immer wieder. Weggesperrt haben sie mich. Und interessieren tut es ja doch niemanden. Was soll ich nur machen?
Ich will hier raus. Raus raus raus !!

Es muss etwas passieren, irgendetwas muss ich doch tun können. Es passiert gar nichts.
Ich bin hier. Und ich bin alleine.

17:28 Uhr
Ich habe nun seit über 24 Stunden nichts mehr gegessen, das ist das einzige was sich richtig anfühlt. Ich bin so rastlos. Was ist nur los mit mir?
Meine Gedanken kreisen wie wild umher. Wieso ist das alles passiert? Wieso bin ich noch hier?

Ich sage mir selbst, dass es immer noch Hoffnung gibt und ich nicht aufgeben darf. Ich glaube das auch. Aber warum fühle ich es nicht?

Da ist dieses Angstgefühl, da mich komplett einnimmt. Irgendwas stimmt doch hier nicht.
OKAY OKAY SCHLUSS DAMIT JETZT. Ich dreh hier noch durch.

19:30 Uhr
Ich bin so unruhig. Warum?
Ich muss endlich schlafen.

Max hat schon recht; wir haben gerade telefoniert; ich schaffe das schon.
Ich muss nur irgendwie zur Ruhe kommen.

22:00 Uhr

Ich werde jetzt versuchen beruhigt schlafen zu gehen.

Donnerstag, 03. November 2011

06:47 Uhr
Ich bin wach, und ich habe wieder einen Albtraum gehabt. Das war so verdammt real.

08:21 Uhr
Blutabnahme fertig. Ich habe gefrühstückt. Leider.

Sie sagen ich müsse etwas zu mir nehmen, sonst gibts Infusion. Um 10:30 Uhr habe ich ein Einzelgespräch mit einem Therapeuten. Gestern habe ich mit kurz mit ihm unterhalten können, er schien sehr nett zu sein. Aber ich traue hier niemandem.
Ich weiß nicht, was ich bis dahin machen soll. Vermutlich lesen oder schreiben.

09:08 Uhr
Ich musste bei der scheiß Morgengruppe dabei sein. Reden wie wir uns fühlen. Ich könnt kotzen.
Danach bin ich direkt eine rauchen gegangen und hab da ein Mädchen kennengelernt, Mona. Ich mag sie, sie findet es hier wohl genauso beschissen wie ich.

11:48 Uhr
Ich freunde mich langsam mit ein paar Leuten hier an.
Vielleicht ist es gar nicht so schlimm.

13:20 Uhr
Um 15:00 Uhr hab ich ein Gespräch mit einer Krankenschwester, hoffentlich dauert das nicht allzu lange. Es ist witzig, früher wollte niemand mit mir über meine Gedanken reden.

Plötzlich will das jeder. Also zumindest hier.
Ich habe gerade aus irgendeinem Grund nochmal Medikamente bekommen. Sei's drum.
Mal sehen, ob heute Besuch kommt.
Dany möchte mich auch besuchen, am 06. November.

Dem verhassten Tag.

18:06 Uhr
Es geschieht schon wieder. Alle lassen mich hängen. Niemand meldet sich, niemand ist da.
Ich bin so enttäuscht. Keiner weiß wie sich das anfühlt hier drinnen. Einsam.
Meine Stimmung ist mal wieder im Keller.

Freitag, 04. November 2011

09:11 Uhr
Oh Wunder ! Ausgeschlafen!

Ich war heute schon in der Stationsversammlung und wir haben uns verabschiedet von jemandem der schon am Montag gehen darf. Ich würde auch gerne gehen.
Um 12:00 Uhr habe ich wieder ein Gespräch mit dem Therapeuten. Das ist jedes Mal sehr anstrengend. Um 15:00 Uhr kommt Mama vorbei, und um 17:30 Willi, Gabi und meine Schwester. Ich freue mich!

10:44 Uhr
Ich war gerade mit einer anderen Patientin spazieren, sie scheint mir sehr nett zu sein. Ich denke wir sind uns sehr ähnlich.

Und ich denke, dass ich wohl anfangen werde ein Buch zu schreiben. Ich glaube, dass das gut wäre.

13:32 Uhr
Nach meinem Einzelgespräch habe ich mich ein bisschen mit Mona unterhalten. Und jetzt kommt auch schon bald meine Mama. Mit Max habe ich vorher auch telefoniert, er meinte er würde mich morgen besuchen kommen. Ich hoffe es.

14:05 Uhr
Ich will nicht leben, aber sterben will ich auch nicht. Kann ich nicht einfach ein Stein bleiben, der nichts fühlt? Ich weiß gerade nicht mehr weiter, wieso passiert das mit mir?
Was war das? Es fühlte sich an wie ein Schlag und plötzlich bin ich leer.
Was soll ich denn noch versuchen? Ich weiß es nicht mehr. Ich verstehe nichts mehr.
Es fühlt sich an, als wäre in meiner Brust ein tiefes Loch oder eine Wunde. Eine tiefe, so schmerzhafte Wunde, dass es mir schwer fällt zu atmen.
Und erneut kämpfe ich mit diesen Gefühlsschwankungen. Meine Unsicherheit. Alles wird dunkel. Nichts ist mehr schön.
Ich will mich wieder selbst verletzen. Ich wünschte ich würde heute schlafen gehen und einfach nicht mehr aufwachen.
Aber ich will nicht sterben, doch leben will ich auch nicht mehr.

17:39 Uhr
Mama war da und irgendwie vermisse ich sie. Vermisse Zuhause. Ich wünschte die Zeit würde schneller vergehen. Ich bin so…ich weiß es nicht. Es ist alles komisch geworden.

Ich weiß nicht mehr was ich fühlen soll, denn irgendwie ist da nichts mehr.
Alles dunkel.

21:29 Uhr
Es ist wieder Zeit zum Schlafen. Ich wünsche mir so sehr, dass ich bald schlafe und nicht wieder diese Dinge träume. Das macht mich krank.
Nachdenklich, da ist diese Leere. Ständig ist sie da. Es fühlt sich an, als wäre ich mir eine vertraute Fremde. Eine Hülle. Es ist kalt und leer. Wie fühlt es sich an zu sterben?
Ein klaffendes Loch, dass jegliches Glücksgefühl einsaugt und zerstört.

Ich möchte frei sein. Frei von allem. Doch manchmal denke ich, dass ich einfach keine Kraft mehr habe um Worte in Taten umzusetzen. Ich bin verloren.
Bald wird es soweit sein, ein Ende.

Samstag, 05. November 2011

12:21 Uhr
Meine erste Nacht ohne Albtraum!! Max sollte nun auch bald da sein. Ich habe Angst vor morgen.

06. November 2011

12:00 Uhr
Heute ist der Tag. Mir geht es beschissen. Ich würde alles geben für ein letztes Mal.
Wie gern würde ich diese Hand ein letztes Mal halten.
Alles was ich tue, erinnert mich an dich.

10. November 2011

12:33 Uhr
Ich schreibe erst jetzt wieder. Die letzten Tage waren ein Auf und Ab. Nichts fühlen, alles fühlen. Weinen. Verzweifeln. Heute ist wieder ein schlechter Tag. Wieder so viel zum Nachdenken. Ich fühle mich leer und ausgelaugt. Ich bin am Ende meiner Kräfte.
Ich kann nicht mehr. Ich will nicht mal mehr schreiben. Wozu auch. Nichts macht noch Freude.

---

Nach zwei Mal Therapeut wechseln, Pflegeplanung, Achtsamkeitsübungen, und einer Menge anderen Übungen, sowie Ergotherapie konnte ich am 24. Februar 2012 entlassen werden. Zuhause sollte ich weiter meine Medikation nehmen und Gesprächstherapie weiterverfolgen. Und mit der Hausärztin meine Medikation nach und nach absetzen.

02. Mai 2013

„Diagnose:

- mittelgradige depressive Episode … mit somatischen Symptomen F 32.11 bei
- emotional-instabiler Persönlichkeitsstörung vom Borderline-Typ F60.31
- vorsätzliche Selbstverletzung mit scharfem Gegenstand Unterarm links im Vorfeld der Aufnahme
- Synustachycardie R00.0“

2013

VERDAMMT

„Die Patientin kommt selbstständig in Begleitung eines Freundes zum wiederholten Male zur stationären Aufnahme in unsere Abteilung. Sie erscheint sehr belastet und depressiv, berichtet über Suizidgedanken und Automulationstendenzen…“

5. Mai 2013

Ich bin wieder im Krankenhaus. Dank Suizidgedanken, Selbstverletzung und meinem Vater.

6. Mai 2013

-

7. Mai 2013

Ich bin dauermüde. Und ich habe grässliche Albträume. Ich wünsche mir so sehr, dass dieser Bullshit endlich aufhört.
Ich habe wieder diese Gedanken in meinem Kopf. Es hört nicht auf. Niemals.
Es soll aber aufhören. Bitte.
Doch es hört nicht auf. Ich will nicht mehr.

Menschen sind grausam. War so, wird auch immer so bleiben.
Und die Gedanken kommen wieder.

Die Medikamente machen es nicht besser. Eher schlimmer, aber das gehört wohl so.
So, ich habe jetzt Einzelgespräch. Juhu.

8. Mai 2013

Heute besuchen mich Willi und Gabi. Ich hoffe, dass ich mich bis dahin wachhalten kann! Ich habe nur bis 03:30 Uhr geschlafen. (Zur Info, es ist jetzt 9:00 Uhr)
Und ich bin nicht müde. Aber so geht das nicht. Viel zu wenig Schlaf bekommen. Was ist nur los mit mir? Ist das von den Medikamenten?
Oder woher kommt das?
Ich verzweifle & ich fühle mich einsam.
Aber das ist normal.

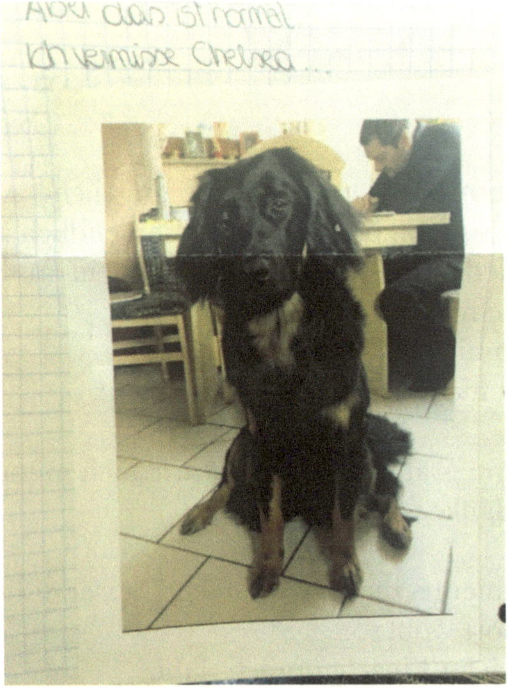


Ich vermisse Chelsea…

Ich glaube, dass dieses Buch voll werden wird in der Zeit, die ich hier verbringe.
*Tell me what my dreams are made of.*

*I'm a sinner and I don't feel ashamed.*
Die Pfleger sagen, man soll vor dem Schlafen gehen an etwas Positives denken.
Doch was, wenn da nichts mehr ist?
Nichts, außer Einsamkeit, Trauer & Verzweiflung.

Ich fühle mich in letzter Zeit sehr einsam. Und dieses Gefühl bringt mich um den Verstand.
Die Sonne geht langsam unter. Bald ist es wieder Zeit zu Schlafen.
Was kommt diesmal? Ich hasse es.

Ich hätte so gerne jemanden in meiner Nähe. Jemanden der da ist und mir zu hört.
Immer.
Max hat jetzt eine Freundin.
Alle scheinen glücklich zu sein, doch ich krieg es nicht hin. Bin wahrscheinlich beziehungsunfähig. Aber egal.
*Fuck feelings.*

Dabei will ich doch nur etwas Liebe.

9. Mai 2013

Heute um 03:50 Uhr aufgewacht.
ABER DAS IST EGAL!
ICH DARF HEUTE NACH HAUSE!
Zwar nur bis 18 Uhr, aber ist doch egal! Chelsea ich komme!!

11. Mai 2013

Viele haben heute Nachtausgang. Ich nicht. Ich traue mich noch nicht.
Also bin ich heute Nacht mit M. (eine Zimmermitbewohnerin) alleine, in diesem 4-Bett-Zimmer. Es ist ein wenig unheimlich, sie meinte vorhin, dass sie alle Menschen umgebracht hat.
Tja, ich lebe noch. Leider.

Heute kommen Max und eine Freundin zu Besuch, darauf freue ich mich schon.
Und ich habe von gestern auf heute bis 5 Uhr geschlafen! Das war echt gut!
Nur habe ich keine Ahnung, was ich jetzt machen soll…wahrscheinlich warten, zeichnen, schreiben, rauchen und schlafen. Toller Tag, aber ab 14 Uhr sollte er ja wohl besser werden, wenn meine Lieblinge endlich da sind!

13:22 Uhr
Ich wünschte alles wäre einfacher.
*I don't wanna hurt myself again. But it's a good hurt and it feels like I'm alive.*
Ich darf mir aber nicht mehr weh tun. Doch manchmal werde ich schwach und es fühlt sich so unaufhaltbar an.

Und doch reiße ich mich wieder zusammen und mache (sogar hier) einen auf „mir gehts gut“…und dabei sterbe ich innerlich.
Ich fühle mich so einsam, ich könnte heulen.
Meine Freunde sind weg, als sie hier waren, war es gut und ich war abgelenkt. Als sie weg waren musste ich direkt weinen.
Mein Kopf ist irgendwo, ich kann nicht denken.

13. Mai 2013

Auf die Visite warten. Schlaf und Albträume machen mir stark zu schaffen.
Ich möchte nächstes Wochenende, einen Nachtausgang versuchen. Mal sehen, wie es bis dahin ist.

Ein Typ hier (Paul) scheint sich für mich zu interessieren. WTF ? Er ist 36 und hat eine Freundin. Was soll denn das?

Eine meiner Mitbewohnerinnen geht heut nach Hause, davor hätte ich irgendwie Angst.
Ich bin wohl doch noch nicht so stabil, wie ich angenommen hatte.

17. Mai 2013

Entlassung. Wieso? Bin ich wirklich so weit?
Ich habe so viel Angst.

19. Mai 2013

Mein Weg ins Krankenhaus beginnt auf's Neue. Und wieder werde ich hingebracht. Sie haben mich zu früh entlassen.
Die Gedanken werden schlimmer und immer stärker. Ich frage mich, ob ich wieder aufgenommen werde. Ich hoffe es, denn so kann ich nicht mehr weitermachen.
Schlafen kann ich auch nicht mehr. Es ist anstrengend.
Ich fühle mich kaputt. Nicht mehr ich selbst.
Viel mehr eine Spielfigur, die auf ihren Zug wartet.
Kaputt.

„Nachdem sich über eine zwischenzeitliche ambulante Betreuung keine ausreichende Stabilisierung, ergab sich, nach selbstverletzendem Verhalten der Patientin (Schnittverletzungen am Unterarm links), die neuerliche stationäre Aufnahmenotwendigkeit mit 20.05.2013 an der Allgemeinpsychiatrischen Station Pav. 4/3…"

21.Mai 2013

Gestern Abend haben sie mich wieder aufgenommen. Vorhin musste ich wieder daran denken wie es ist sich zu schneiden. Befreiend.
Ich musste ein Bedarfsmedikament nehmen. Letzte Nacht habe ich wieder schlechter geschlafen, inklusive Albträume. Albträume von Andy.

Er hat mich verfolgt, mir immer wieder ins Ohr geflüstert, dass ich nicht da war. Schweißgebadet aufgewacht.
Es fühlte sich so real an. Als wäre es Wirklichkeit, auch wenn ich weiß, dass es nicht so war.

Der Gedanke an diesen Traum macht mich so unrund. Die Gedanken sind wieder stärker.
Ich habe bis 5 Uhr „geschlafen". Erneut nicht lange geschlafen… Und trotzdem fühle ich mich nicht müde. Ich fühle mich rastlos.
Kommt das von der Schlafangst? Ich möchte gar nicht mehr schlafen. Nie mehr. Denn mit dem Schlaf beginnt alles auf's Neue.
Wie ein Teufelskreis, einer aus dem ich es nicht und nicht rausschaffe.

Ich möchte flüchten, möchte weit weg. Doch ich kann nicht. NIEMALS.

Die Visite ist eben an uns vorbei. Also noch länger warten…

13:00 Uhr - Erste Infusion

AH JETZT TRINK ICH AUCH NOCH ZU WENIG ODER WAS. Ich lass mir nichts vorschreiben von denen hier. Ich darf nicht essen was ich will und jetzt ballern sie mir wieder Infusionen. Danke für nichts.

Naja, vielleicht werd ich durch den Scheiß zumindest ein wenig dösig.

Seit 1 1/2 Stunden Infusion.. Nervt. Und immer noch halb voll. Könnt schöneres geben.

Wie lange muss ich mich wohl noch quälen? Eine Nacht nach der Anderen..
Ich kenne die Nächte. Ich kenne was ich sehe. Ich möchte rennen. Doch wohin?
Mein Käfig voller Probleme begleitet mich egal wohin.

OH GOTT INFUSION WEG. WAS FÜR EIN GLÜCK. Hat ja nur mehr genervt.

Ich streite übrigens mit Paul …
Nichts läuft gut.

22. Mai 2013

Nächster Tag im Krankenhaus.
Es nervt, doch es muss wohl sein. Die Gedanken werden nicht besser.
*Lying awake. Another hour alone. Lost everything she trust. Every night she cries.*

Ich kann nicht mehr.
Ich sitze auf dem Bett und weine. Ich habe alles versucht. Aber es geht einfach nicht mehr.

Später…
Es geht wieder halbwegs. Glaube ich.

30. Mai 2013

Morgen wird Chelsea ein Jahr alt und ich kann nicht bei ihr sein.
Ich könnte ausrasten. Ich vermisse sie ganz schrecklich.

31. Mai 2013

Happy Birthday Chelsea…

Paul geht heute nach Hause. Wir haben uns zum Glück wieder vertragen. Nichts desto trotz fühle ich mich unruhig.
Und mir ist zum Heulen. Warum weiß ich nicht. Ich kann auch gar nicht klar denken grade.
Ich weiß nicht was ich denke. Ich habe viel zu viel erlebt.
Ich will am Wochenende zu Hause schlafen. Sie dürfen bei der Visite nicht merken, wie schlecht es mir eigentlich geht.

Ich bin so verwirrt.

Heute bekomme ich zum Glück Besuch. Von Willi und Pablo (habe ich hier über's Internet kennengelernt und scheint wirklich lieb zu sein). Pablo bringt mir heute Piercings und neue Tunnel mit. Das finde ich gut. Ich mag ihn.

10:00 Uhr
Die Visite war noch nicht da. Ich will wissen, wann ich nach Hause kann.
Ich denke zu viel. Immer noch keine Visite. Ich will nicht mehr warten. Ich kann den Oberarzt hören. Endlich sind sie da!

12:28 Uhr
Von Samstag auf Sonntag hab ich Nachtausgang!! SO GUT!
Pablo kommt in 2 Stunden und Willi in einer Stunde. Gott sei Dank. Ich langweile mich hier so sehr. Es gibt nichts was ich tun könnte. Oder tun möchte. Zeichnen mag ich auch nicht.
Ich muss aus Wien raus. Ich brauche Abstand. Von Wien, von dem Krankenhaus, den Menschen und vor allem von mir selbst.
Wie soll das denn weitergehen?

13:39 Uhr
Pablo kommt eine Stunde später, Willi hat sich noch nicht gemeldet. Ach Gott, ich kann mit überhaupt nichts umgehen!
Ich will doch nur glücklich sein!
Zusammen mit jemandem der mich versteht.

15:30 Uhr
Pablo ist bald da.
Ich will hier raus. Ich will weg. Ich bin auf der Suche.

Ich will frei sein. Einfach auf und weg.

Ich werde nach Hause gehen nach dem Nachtausgang. Ich schaffe es auch alleine. War ja früher schon so.
Fuck, ich tu schon wieder so als wäre ich stark.
Ich bin es nicht. Ich bin schwach. Schwach, schwach, schwach.

Ich habe Angst vor meinen Gefühlen und ich bin ohne Orientierung.
Ich fühle mich, als wäre ich in einem tiefen Loch, in der Dunkelheit. Ich komme nicht raus.
Aber ich muss weiter machen.

Paul meldet sich nicht, leider. Wir wollten doch in Kontakt bleiben.
Was soll's, ich freue mich jetzt erstmal auf Pablo.
Ich weiß bei Gott nicht, wie ich mit allem umgehen soll. Allein? Oder zusammen… haha zusammen mit wem?
Ich wünschte, ich könnte die Zeit zurückdrehen. Ich hätte so vieles anders machen können.
Mir kommen die Tränen, wenn ich daran denke.
Ich muss irgendwie weitermachen. Irgendwie überleben.
Ich habe alles verloren, und doch muss es irgendwie weitergehen.

Es scheint alles so schwer. Ich mache mir Gedanken, wie es mit mir weitergeht.
Und wieder dieses bodenlose Loch. Ich falle tiefer & tiefer. Was ist denn nur los mit mir?
Ich erkenne mich gar nicht wieder. Es fehlt irgendwas. Oder viel mehr irgendwer. Ich kann es gar nicht beschreiben.
Es ist schwer. Zu schwer.

20:00 Uhr
Ich bin in so einem Gefühlschaos. Nichts Neues.
Mama hat mir ein neues Glätteisen besorgt und ich muss Haare färben.

Manchmal fühle ich mich so hässlich. Ich weiß nicht warum, es ist einfach so.
Mal sehen was morgen passiert. Ich bin zwar nicht müde, aber ich lege mich trotzdem mal hin.

20:40 Uhr
Endlich müde, ich hole mir jetzt noch meine Medikamente und dann ist Feierabend.
Der Tag heute war merkwürdig und verwirrend. Und anstrengend.
Es belastet mich irgendwie, dass Paul sich nicht gemeldet hat, ich hatte mit einer Nachricht gerechnet. Mit einem Wort, oder einem Anruf. Doch es kam nichts.
Alles ist so schwierig. Was soll ich noch glauben? Wie lange bin ich noch hier?
Was geschieht dann mit mir?
Wohin führt mein Weg? Mit wem gehe ich meinen Weg?
In meinem Leben fehlt irgendwas. Ein Bestandteil, der vermutlich nicht zurückkommen wird. Ich denke an Andy. Doch er ist fort.
Er kommt nicht wieder.

Ich denke an meinen Vater. Vielleicht fehlt er mir auch. Ich würde das jedoch niemals zugeben. Er hat mich zurückgelassen, nein verlassen. Ich bin nicht mehr interessant für ihn. Er hat ein neues Leben. Er hat ein Leben ohne mich gewählt.
Es hat mich zerrissen. Kaputt. Genug. Einsam. Verloren.

Ich hätte heute gerne geweint. Ich konnte nicht.
Ich spiele nur eine Rolle. Nicht mehr und nicht weniger. Es ist als würde ich eine Maske aufsetzen und den Schmerz, den Ärger verstecken.

Ich werde heute bestimmt nicht schlafen können. Und wenn doch, dann wohl nicht besonders gut. Ich wünschte, ich könnte alle meine Gefühle rauslassen. Doch ich tue es nicht. Ich kann es nicht.
Vereinsamt.
Ich will nicht mehr. Ich kann nicht mehr. Soll ich noch kämpfen? Und wenn ja, wofür?
Nichts.

01. Juni 2013

11 Minuten nach 6 Uhr. Und ich bin wach. Aber in 1 1/2 Stunden holt mich Mama zum Glück ab. Letzte Nacht habe ich sehr unruhig geschlafen. Und ich bin jetzt schon am Grübeln. Anstrengend.

07:38 Uhr
Ich werde gleich abgeholt!! Dann raus. Einfach raus hier. Zum Glück frei, bis morgen Abend.

MIT ZUHAUSE SCHLAFEN. Gibts was Schöneres?!
Also noch eine Zigarette rauchen und dann ist Mama bald da.
Ich fahr heute in die Stadt mit Pablo, Kopfhörer für Jasmin (Zimmermitbewohnerin) kaufen. Tunnel für mich. Getränk für Jasmin.

02. Juni 2013

Abends. Nur mehr eine Zigarette - es ist zum Durchdrehen! Ich muss morgen so früh wie möglich in die Trafik! Fuck, ich pack's gerade gar nicht! Ich werd einfach fragen, ob ich noch schnell Zigaretten kaufen gehen kann. Ich hasse es hier.

03. Juni 2013

09:34 Uhr
Ich weiß nicht, wann sie mich entlassen. Trotz des guten Nachtausgangs. Scheiß Herz.
Scheiß Puls. Das geht mich alles so an.
Jetzt hab ich gleich Musiktherapie. Nervt mich. Und vielleicht wieder EKG.
Fuck, heute ist einfach nicht mein Tag. Meine Schrift ist heut auch eine Frechheit.

10:44 Uhr
Musiktherapie erledigt. Auf's EKG warten. Ich will nach Hause. Es nervt mich alles so sehr. Aber ich muss warten. Anstrengend.

Und Kopfweh krieg ich auch langsam. Ich will Zeichnen. Aber irgendwie auch nicht. Ich weiß nicht was ich will.

12:45 Uhr
Pablo kann nicht herkommen. Scheiß Hochwasser. Jetzt fühle ich mich total mies und bin kurz vorm Weinen. Tut grad voll weh. Keine Ahnung wieso… Ich fühle mich so verloren…
Und verlassen. Ich bin so furchtbar einsam.

04. Juni 2013

09:18 Uhr
Auf die Visite warten. Was ganz Neues… Ich werde fragen, wann ich nach Hause gehen kann. Ich mag nicht mehr. Es geht mir doch gut. Denke ich.
Ich hoffe Pablo gehts gut - bei ihm in der Nähe ist Hochwasser. Er meint er will mich spätestens morgen wieder besuchen.

Draußen stürmt es - HAHA Juniwetter… oder so.

Ich hoffe die Visite beginnt bald. Habe keine Lust mehr auf dieses scheiß Warten. Ich will endlich heim. Auch wenn ich nicht weiß, was danach passieren wird.
Doch das ist mir egal, ich will verdammt nochmal raus hier!!!
Paul meldet sich nicht - war mir irgendwie klar. Leider.
Ich mag nicht mehr.

10:40 Uhr
Visite war gut. Ich werde wohl nächste Woche entlassen. Morgen noch ein letztes EKG. Es wird mir besser gehen.

05. Juni 2013

13:00 Uhr
Pablo ist zum Glück bald da! Ich hasse allein sein.
Ich werde spätestens Dienstag entlassen! 6 Tage noch !
Pablo ist in 1 1/2 Stunden da. Bis dahin Zeit überbrücken, langweilen.

06. Juni 2013

09:53 Uhr
Bewegungsgruppe !! BEGEISTERUNG!
Hört man meinen Sarkasmus?

12:37 Uhr
Gegessen. Spaß mit Gerhard (Patient) gehabt. Das wird mir abgehen. Er ist ein sehr, sehr lieber Mensch. Es tut mir leid, dass er hier sein muss.
Jetzt hab ich gleich Musiktherapie. Toll…

Am Wochenende geht es nach Hause und dann darf meiner Entlassung nichts mehr im Weg stehen! Endlich komme ich hier raus!
Ich hab überhaupt keine Lust auf die scheiß Therapie jetzt, aber ist wohl besser als alleine sein…

07. Juni 2013

08:53 Uhr
Heute ist schon Freitag, zum Glück! Noch einmal schlafen, dann ist Wochenende und dann kann ich wieder zu Hause schlafen!!
Montag oder Dienstag werde ich endlich entlassen. *Finally*
Ich kann gar nicht beschreiben wie sehr ich mich gerade freue.
Über einen Monat war ich nun wieder hier.
Die Visite soll endlich kommen, ich will wissen wann ich endgültig nach Hause darf.
Ich will nicht mehr warten. Ich will frei sein. Doch was ich wirklich will, weiß ich nicht.

11. Juni 2013

Morgen werde ich entlassen! Endlich!
Heute kommt Pablo nochmal vorbei!
Meine Sachen sind schon im Koffer, nur mehr das Nötigste ist draußen.
Morgen nach der Visite kann ich endlich gehen.
Ich muss mich nochmal hinlegen… Ich bin so erschöpft gerade.

---

Es geht mir gut. Es geht mir gut. Es geht mir gut.
Ich kann es gar nicht fassen.
Ich bin frei.
Und es geht mir gut.

---

10. Oktober 2013

Kontrolle verloren. *tired everyday*
Wo ist die Person, die ich mal war.

11. Oktober 2013

Ich verspüre wieder den Drang mir weh zu tun. Erneut. Es treibt mich in den Wahnsinn.
Ich will abnehmen. Jedes Mal, wenn ich etwas gegessen hab könnte ich mich dafür schlagen.
Ich halte das alles nicht mehr aus.

20. Oktober 2013 - Auf ein Neues…

Die Sonne scheint in mein Zimmer, und das mitten im Oktober. Beinahe beruhigend.

Ich lebe also (immer noch…) mit dem Borderline-Syndrom. In letzter Zeit ist es wieder schlimmer geworden. Mit „schlimmer“ meine ich:

erneute Selbstverlertzung, wiederkehrende Suizidgedanken, innere Leere, meine panische Angst vor dem Verlassenwerden, Stimmungsschwankungen, etc..

*I pretend to be happy a lot. I'm not.*
*Inside, I'm really fucked up.*

23. Oktober 2013

I deserve it. I deserve it.
I deserve it…
…

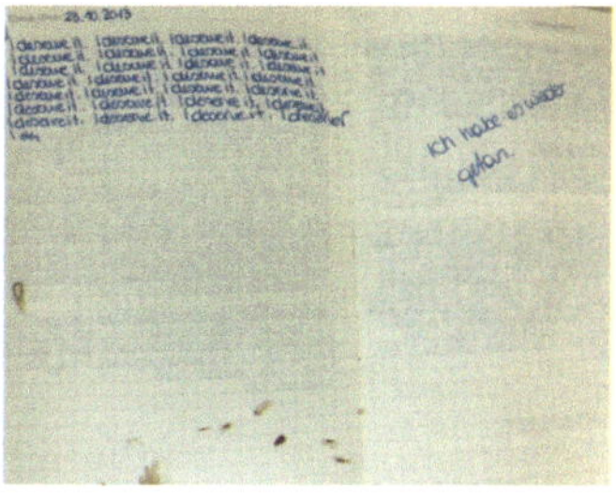

04. November 2013

Ich wollte gerade erbrechen. Gott wie ich mich hasse, morgen fange ich meine Diät an. Ich werde nur Tee zu mir nehmen. Ich werde dünn sein.
Heute kam ein Brief von meinem Vater. Er hat nichts verstanden.
Aber das tut wohl kein Mensch. Das große Problem an der Sache ist, dass er herzlos ist.

06. November 2013

wieder ein Jahr.
Es scheint wirklich nicht leichter zu werden ohne Dich.
Ich zünde dir eine Kerze an.

28. November 2013

Es ging mir besser. Ich war glücklich.

29. November 2013

Es wird immer schlimmer. Ich verliere den Verstand. Jeden Moment vergeude ich. Jede Minute die ich nur rumsitze, ist doch bloß verschwendete Zeit.
Ich möchte es beenden. Ich möchte aufhören zu leben. Es hat ja doch keinen Sinn.
Jedes Mal, wenn ich denke, dass alles perfekt ist, wird es mir genommen. Es ist ihnen egal, der ganze Schmerz. Leid, welches sie mir zufügen.

30. November 2013

*It's better with him here.*

01. Dezember 2013

Der erste Dezember. Und ich versinke immer tiefer in meinen Depressionen. Der Winter steht bevor. Ich weine viel.
Ich kann nicht mehr schlafen und ich esse wenig. Mein Aussehen ist mir egal.
Eigentlich ist mir alles egal.
Ich höre nur mehr traurige Lieder. Er fehlt mir. Ich habe das Bedürfnis mich zu schneiden. Ich will nicht mehr weitermachen. Kämpfen macht keinen Sinn. Wofür auch?
Ich wünschte, ich könnte mit jemandem reden. Ich hasse diese Stimmen in meinem Kopf.
Sie sind immer da.
Ich habe versagt. So wie immer. Nichts Neues.
Orientierungslos. Zerbrechlich. Verloren.

Ich bezweifle, dass mich jemals jemand verstehen wird.

26. Dezember 2013

Was für ein beschissener Tag.
Ich habe versucht alles richtig zu machen. Und alles war wieder falsch.
Ich verstehe das alles nicht. Alles ist zu viel verlangt hier. Ironie des Lebens.

*Go die, fat bitch.*

01. Jänner 2014

Frohes Neues Jahr.
Ich fühle mich erneut beschissen. Ich esse und esse und esse.

Und dann kotze ich.
Ich würde mich gerne wiegen. Tu's aber dann doch nicht.

Ich hasse alles. Und ich hasse das. Und ich hasse mich.
ES SOLL AUFHÖREN!

Bitte.

05. Jänner 2014

Ich will kotzen. Ich habe wieder gegessen. Ich bin fett. Hässlich und fett.
Ich wollte morgen zu meinem Vater fahren.
Ich will kotzen.

21. Jänner 2014

00:29 Uhr
Meine Gedanken bringen mich um.
Ich will abnehmen. Ich will das. Und ich kann das.
▶ *Motion City Soundtrack - When You're Around* ◀

Musik die man hören sollte.

Bitte. Alle sollen einfach weggehen. Die Menschen und die Gedanken.

02. Februar 2014

Heute ist kein guter Tag. Seit ich daheim bin, könnte ich nur weinen.
Ich fühle mich so hilflos. Es ändert sich nichts. Und ich bin so unglücklich. So kann es doch nicht weitergehen. Es ist zu viel passiert. Es gibt zu viel, dass irgendwie weh tut oder weh getan hat.

Und ich kann so nicht weitermachen, so sehr ich es ja eigentlich will. Doch ich schaffe es nicht. Nicht so.

Ich fühle mich nicht gut. In meinem Kopf wiederholen sich die Dinge. Immer wieder.

17. Februar 2014

Gedanken zum Erbrechen.

20. Februar 2014

*I'm the monster.*

21. Februar 2014

*Who am I ? Who am I ?*
*Who am I ? Who am I ?*

25. Februar 2014

*pain.*

06. März 2014

*game over.*

10. März 2014

Ich hasse das alles. Ich hasse es mich glücklich zu stellen. Ich bin es nicht.

Manchmal wünschte ich, ich könnte einfach so weinen. Egal, ob mich jemand sieht.
Ich kann es nicht.

19. März 2014

23:46 Uhr
Ich mag meine Albträume nicht. Ich hasse was ich sehen muss. Ich möchte einfach aufgeben.

20. März 2014

Weiterspielen, nichts sagen. Meine Gedanken und Selbstzweifel verstecken.
Ich werde immer spielen.
Niemand wird es merken, niemals. Sie wollen ganz sicher für mich da sein…
Aber ich werde niemanden mehr belasten.
*Put that smile on, ugly bitch.*

08. April 2014

Ich glaube ich werde verrückt.
Vor ein paar Tagen habe ich mir wieder wehgetan... und es war so gut.
Ich fühle mich so anders...

09. April 2014

*I'm trying my best, to be a better me.*
Ich werde von Schuldgefühlen geplagt. Was habe ich wieder falsch gemacht?

Ich bin verzweifelt. Ich zerstöre alles.

Warum geht irgendwie alles schief?
Ich will mir weh tun. Bitte. Ich verdiene es. Ich brauche es.

Ich bin nur eine Belastung. Ich kann verstehen, wenn sie gehen.
Wie kann man vor dem was sich im Kopf abspielt davonlaufen?
Ich brauche Hilfe, bitte.
Leben beginnt wieder schwieriger zu werden. Tot sein ist bestimmt einfacher.
Reden wird schwer. Gefühle scheinen mich zu erdrücken.
Weiß jemand wie das ist?
Ich bin unnötig. Unnötiger Dreck. Wer braucht mich schon?
Ich verstehe schon, warum mein Vater weg ist. Er hat es gesehen.
Gemerkt, wie schlecht ich schon als Kind war und jetzt eben bin. Das erklärt einiges.

24. April 2014

Neuster Stand der Dinge:
Ich entwickle eine Hass-Liebe zu mir selbst.
Ich verspüre den Drang zu erbrechen, obwohl ich heute noch nicht mal etwas gegessen habe. Was ist nur los mit mir?
ICH BRAUCHE HILFE.
Bitte lass mich jemand anderes sein. Bitte.

Ich werde nie wieder okay sein. Ich hasse, was aus mir geworden ist.
Ich hasse, was ich bin. *Please, let me die.*

28. April 2014

Ich weine wieder.
Ich habe Lust mich zu schneiden.
Wie soll ich jemals gesund werden?

Warum bin ich der Sündenbock?
Ich komme mir so schlecht vor. Nein.
Unnötig.

07. Mai 2014

Sieht man, dass mein Herz schwer ist?
Sieht man, dass ich mit mir kämpfe?
*I'm the mistake.*
Ich habe immer versagt. Und ich werde immer versagen.
*Where did I go wrong?*
Ich habe versprochen, dass es besser wird. Ich kann dieses Versprechen nicht halten.

11. Mai 2014

Ich will kotzen. Ich will dünn sein. So dünn, dass sich die Leute nach mir umdrehen. Ich werde fasten. Diät machen. Ich muss kotzen. Ich muss hungern.
Ich werde erst aufhören, wenn ich dünn bin. Wenn ich schön bin.

04. Juni 2014

Morgen.
Morgen ist es soweit und ich sehe ihn wieder. Nach so vielen Jahren.
Meinen Vater.
Ich habe Angst davor. Aber es muss sein.
Mama begleitet mich, doch trotzdem verspüre ich irgendwie Angst.

Achja, in nur mehr 23 Tagen geht es nach London.

Zwei Wochen ohne Chelsea.
Ich geh ein.

05. Juni 2014 - *Dad?*

12. Juni 2014

Was ist nur mit mir los? Ich fühle mich teilweise so rastlos.
Bin ich ein böser Mensch?

Heute ist Tag 2. Ich werde dünn sein. Erst dann bin ich zufrieden.

14. Juni 2014

13 Tage bleiben mir noch.
Heute ist Samstag, 06:33 Uhr.
Und ich bin seit einer Stunde wach. Zur Zeit träume ich nur wirres Zeug. Vieles davon verstehe ich nicht und es ergibt kaum Sinn. Oder doch?

Gestern habe ich nicht zu Abend gegessen. Zum Glück!
Das Lustige ist, dass es keiner merkt. Und in London wird es enden. Ich werde nicht essen. Nur Tee trinken. Sollte ich doch essen, werde ich erbrechen.

Ich wollte mich verletzen. Mit einem Schlüssel und es wie einen Unfall aussehen lassen.
Ich dachte es wird besser. Doch er fehlt mir immer noch.

Ich blättere zurück, ich lese die Seiten. Und stelle fest, dass ich ein kranker, kranker Mensch bin. Doch ich bleibe für mich. Weitermachen. Spielen. Und leise sein.

Es ist ruhig. Zu ruhig. Ich könnte durchdrehen… so wie immer.

24. Juni 2014

Ich hasse die Frage „was ist los?“ … oder „was hast du?“ …
Wenn ich’s sagen würde oder darüber reden wollen würde, dann würde ich’s tun. Oder?
Ich fühle mich komisch. Irgendwas ist anders.
ICH WILL NICHT NACH LONDON.
Irgendwie habe ich Angst. Ich sollte keine haben, und doch ist es so.

Warum bin ich mir im Moment so fremd? Ich verstehe mich nicht.
Ich kann es nicht ändern. Das ist der Punkt. Und ich werde es nie ändern können.

3 Tage habe ich noch.

25. Juni 2014

Ich bin verwirrt. Warum habe ich so eine Angst? Es sind doch nur zwei Wochen.
Mein Leben ist schwarz-weiß. Es existiert keine beschissene Grauzone.
Hat vermutlich nie eine gegeben.
Ich freue mich auf London, da kann niemand kontrollieren ob ich esse. Und ich werde dünner. Leichter. Schöner.

In meinem Kopf herrscht Chaos. Alles dreht sich. Ich fühle mich verloren. Ich habe so Angst; packt mich die Krankheit wieder? Nein Nein Nein.
In London ist es vielleicht besser.
*Stay with me. I'm so lonely.*

27. Juni 2014

12:06 Uhr
Ich warte. Um 17 Uhr gehts zum Flughafen. Ich habe ein komisches Gefühl, warum das so ist weiß ich nicht.

14:06 Uhr
Ich hasse Warten. Drei weitere Stunden mit nichts tun verschwenden. Außerdem bin ich krank und mies drauf.

30. Juni 2014 - *Bottle & a Gun*

Es ist zum Ausrasten. Wir sind nicht mal in London. Wir sind in ROM-FUCKING-FORD.
Es ist beschissen. Immer wird man angemotzt.
Kriege blöde Namen.. („Quasimodo“ / „Mimose“ / „Küchenschabe“)
Sicher. Toll, dass sie uns mitnehmen, aber so behandelt werden?
Angeschrien werden?

Heute lassen sie uns alleine. Eingesperrt und zu Mittag gibt es leeren Reis.
Die Bude ist der reinste Abfuck. Dreckig und Schimmel.

Heute ist es zum ersten Mal richtig schön. Die Sonne ist draußen, es ist warm.
Meine Schwester und ich bleiben zuhause. Geil.
Warum sind wir nochmal dabei?

Ich habe keine Rechte.
Heute beginnt meine Diät richtig. Kaffee, Wasser, Reis, kotzen.

01. Juli 2014

In 10 Tagen um diese Zeit bin ich endlich wieder zuhause.

*Don't get to close, it's dark inside.*

04. Juli 2014

Eine Woche, nur mehr eine Woche durchhalten. Letzte Nacht habe ich beschlossen mit der sogenannten Modeldiät zu beginnen.

3 Mahlzeiten - viel Obst, wenige Kohlehydrate, mindestens 3L Wasser, Sport.
ANGEBLICH KANN MAN DADURCH 3KG IN EINER WOCHE VERLIEREN.
Wichtig!

Ich werde schön sein, ich werde dünn sein.
Ich will mich nicht mehr in den Spiegel schauen. Täglich wiege ich mich.
Ich wünschte ich könnte mit jemandem darüber sprechen. Ich tue es nicht.
Ich kann es nicht.

Sie sagen, dass ich eine gewisse Breite habe.
Ich bin ein fettes Stück Dreck.
Danke Leben, danke für nichts. Wenn es hart auf hart kommt, dann stehe ich alleine da.
Warum steht er nicht auf meiner Seite? Warum nicht?
Ich hasse mich. Ich hasse mich so sehr. Ich bin ein unnötiges, fettes Stück. Ich bin unnötig. Und eigentlich braucht man mich nicht.

16:03 Uhr
Er versteht es nicht.
Warum sagt er nicht einfach, dass solche Meldungen unnötig sind?

Warum lässt er es so stehen, wenn er es besser wissen sollte?

Wenn er doch genau weiß, wie Nahe mir das geht.
Bin ich der Fehler?
Es kann doch nur meine Schuld sein.
Ich bin der Fehler, ich störe nur.

17:00 Uhr - Wasser, Wasser, Wasser

*And once again I can not sleep.*

Er wird gehen, er wird mich verlassen. Ich bin nicht gut genug, ich war es wohl auch nie.
Ich verstehe es, wenn er geht. Wer würde das auch mit mir durchmachen..
Ich mache ja doch nur alles kaputt.
Sie gehen jetzt spazieren. Wir bleiben hier. Sie haben nicht mal gefragt.
Warum auch? - also warum mich? Ich bin unnötig.
Sie gehen weg, sie kommen erst in zwei Stunden wieder.

09. Juli 2014

Nur noch heute und morgen! Dann gehts endlich nach Hause!
Gestern und heute hatte ich kein Frühstück! - SUPERGUT

Täglich mache ich meine Übungen. Ich WERDE dünn sein. Mal sehen, wie oft ich es schaffe, das Essen auszulassen.
Sie machen wieder ihre Witze..

Immer wieder diese „Witze“.. in Wahrheit meinen sie es ja doch ernst. Ich weiß es, ich sehe es doch.

Ich bin so unnötig. War ich schon immer.

Ich muss mehr trinken! Das Hungergefühl muss weg! Und dann gleich Übungen machen. Ich muss dünner werden. Ich sehe nur Fett. Ekelhaft.
Heute auf der Waage: 47,8 kg
SIEH DICH AN! DU BIST FETT! TU WAS!
Was soll denn das?

Ich möchte doch nur schön sein. Ist das zu viel verlangt?
Ich hasse mich so sehr. Ich will doch nur schön sein.

Manchmal denke ich darüber nach, wie es wäre zu ertrinken.

10. Juli 2014

07:45 Uhr
Morgen um die Zeit sitze ich schon im Flugzeug nach Hause. ENDLICH!
Mir geht schon wieder so viel durch den Kopf.
Heute habe ich schon 200ml Wasser getrunken und meine Übungen gemacht. Heute gebe ich alles!

Sie haben gestern wieder ihre „Witze“ gemacht.
„Sieh dich doch mal an.“ / „Fette Qualle.“ / „Dickerchen“ / „Du hast halt ein gewisses Volumen..“

Sie meinen es ernst, ich weiß es. Wie könnten sie auch nicht. Ich sehe es doch genauso, wenn ich mich ansehe. In jeder Spiegelung. Da ist nichts als FETT.

Ich möchte sie ein letztes Mal spüren, die Klinge in meinem Arm.
Ich vermisse es, und ich VERDIENE es. Ja, ich verdiene es.
Und jetzt mache ich wieder Übungen, es muss sein.

26. Juli 2014

Ich fühle mich mies, es geistert so viel durch meinen Kopf.
Und der Traum heute? So erschreckend, so real..

Ich möchte nie, niemals wieder ins Krankenhaus.
Warum kommen diese Gedanken immer wieder? Warum? Es ist zum Schreien.
Doch ich kann nicht.

Ich möchte nicht mehr alleine sein. Nie mehr. Ich hasse alleine sein.
Mein Kopf brennt. BRENNT

28. Juli 2014

Ich hasse Abschied nehmen. Selbst, wenn es nur ein paar Tage sind.
Scheiß Borderline. Und mein scheiß Erzeuger. Die Schuldfaktoren. All diese Schuldfaktoren.

Ohne würde es mir nicht so schlimm gehen. Oder?

06. August 2014

VERTRAUENSBRUCH!
Ich halte es nicht aus. Hintergangen.

*I was thinking about killing myself.*

28. August 2014

Alles mache ich falsch. Alles. Ich bin so unnötig. Nichts kriege ich hin. Sie zeigen es mir.
Alle zeigen es mir. Und das tut weh, sehr sogar.
Ich habe es so satt. Morgen beginne ich mit Wohnungssuche.
Nicht mehr lange und dann sind sie mich los.
Auf die eine oder andere Art.

07. September 2014

Ich machte nichts. Ich mache nichts. Ich mache nichts. Ich mache nichts. Ich mache NICHTS.

Ich bin ein unnötiges Stück.
Ich kann nichts.
Ich mache nichts.
Ich bin nichts.

Ich merke es immer wieder. Ich bin eine Zeitverschwendung. Ich kann doch sowieso nichts.

29. September 2014

*Protect me, from what I am.*
*Right now, I could jump in front of a car, take an overdose, do anything to kill myself.*
*People say it gets better, people lie.*

Ich fühle mich so einsam. Warum ist da niemand?

13. Oktober 2014

Du bist schuldig.
Ich fühle mich so unwichtig. Alles ist meine Schuld. Ich bin ein schlechter Mensch.
Schlecht. Böse. Unnötig.
Ich hasse das Spielen. Aber ich muss. Ich werde es immer müssen. Sie verstehen es nicht. Werden es nie verstehen. Ich fühle mich immer schlechter, doch ich kann es nicht zeigen.
Ich will weg von hier. Neu anfangen. Irgendwo, wo mich keiner kennt.

Ein neues Leben. Ein besseres Leben.
Ohne diese Sorgen und Gedanken. Ohne meine Vergangenheit. Eine neue Chance.
Neu anfangen, alles verarbeiten. Aber ich kann nicht. Niemals. Ich bin gefangen. Gefangen, in meinem eigenen Leben.
*Alone with everybody.* Warum sind die Dinge so wie sie sind? Wird jedes Leben vorgegeben? Gibt es einen Plan?

Warum müssen die leiden, die es am wenigsten verdient haben?
Mein Kopf ist nie leer. Es ist niemals ruhig.

14. Oktober 2014

*Things are getting worse.*
Ich habe keine Ahnung wie es weitergehen soll. Ich kann es wirklich nicht sagen. Meine Mama und ihr Freund streiten wieder. Ich ziehe mich; zumindest gefühlstechnisch; immer mehr zurück. Ich verberge alles. Den Frust, den Ärger auf mich selbst und vor allem diesen Schmerz in mir.

Schlucke alles runter. Sie sehen es sowieso nicht. Niemals.

Ich fühle mich so schrecklich leer und alleine gelassen. Oder fühle ich überhaupt etwas?
Ich weiß es nicht, ich kann es gerade echt nicht sagen. Was ich jedoch sagen kann…
Ist das ich gerade alleine BIN. Sitze in meinem Zimmer, verliere den Verstand.

Ich bin perspektivenlos im Moment. Ich habe gar nichts. Ich sitze nur rum, und warte auf Besserung. Aber es passiert nichts.
Es gibt keinen Ausweg. Gab es den jemals? Hatte ich die Chance schon, aber habe sie nicht bemerkt? War sie da?

Warum bin ich alleine?
Es ist meine Schuld. Es ist alles meine Schuld.

schuldig. schuldig. schuldig.

So war es doch schon immer, oder? Vor allem bei meinem „Vater“. Ich bin so verzweifelt. Direkt vor ihnen…und keiner sieht es.
Wie soll das nur weitergehen? Warum ist da niemand neben mir? Genau jetzt.
Ich lasse keinen mehr an mich ran, denn am Ende bin ich ja doch wieder alleine. Es war immer so. Ich habe Angst vor meinem Kopf. Vor mir. Ich verliere den Verstand.
Warum ist da niemand?
Ich will eine Klinge. Ich will sie so sehr. Und ich will sie. Ich will sie. Ich brauche es.
*help me.*

Warum ist da niemand?
Ich bin alleine. Alleine mit allen um mich. Da ist diese Leere. Die mich verschlingt.
Meine Träume sind böse. Ich will nicht mehr. Ich will hier raus, weit weg.
Warum ist da niemand?

Leer. Ja leer. Genau so fühlt es sich gerade an.
Die Sonne geht unter. Es wird dunkel. Warum ist jetzt alles weg?
Nur Leere. Ich bin alleine.
*I'm feeling the darkness consuming me again, it hurts.*

Ich verliere den Verstand. Ich will mir weh tun. Ich brauche das.
Jetzt.

Ich will hier raus. Ich möchte fort. Aber ich bin so gefangen. In meinem Kopf. Ich bin wieder alleine. Hilflos. Ich fühle die Schlinge um meinen Hals enger werden. Sie raubt mir die Luft. Ich lasse es zu. Ich bin alleine.

Ich spüre nichts mehr. Alles leer. Grausam. Ich will versuchen diese Leere, dieses Nichts zu beschreiben. Doch ich scheitere. Wo endet das? Hört es jemals auf? Ich sehe das Ende nicht. Ich kann nicht mehr. Hoffnungslos. Ich bin bereit zu gehen.
Ich möchte weinen, doch es funktioniert nicht. Da ist nichts. Ich fühle nichts.
Warum ist da niemand?
Sie haben mich im Stich gelassen. ALLE.

Die wievielte Seite beschmutze ich hier mit meinen Gedanken? Aber was soll ich sonst tun? Mehr habe ich nicht. Mehr bleibt mir nicht.
Ich beobachte den Schein der Kerzen.

Im Normalfall wirkt das beruhigend auf mich. Aber da ist nichts. Ich fühle nichts.
Warum ist da niemand? Warum ist alles weg?
Ich ziehe mich zurück. Sie merken es nicht. Niemand. Alleine.
Ich fühle nicht einmal den Selbsthass. Da ist nichts mehr. Leer.
Wie ausgelöscht. Ein Geist. Oder eine Hülle? Nicht mehr und nicht weniger jedenfalls.
Wie kam es soweit? So viele Fragen. Keine Antwort. Kein Gefühl dahinter.

Wann ist endlich Ruhe? Ich verzweifle. Warum ist da niemand?
Alleine.
Wie lange halte ich es so durch? Das Bedürfnis ist so groß. Ich möchte etwas fühlen. Bitte. Warum ist da niemand?

Aber es ist bald soweit. Wer soll mich noch stoppen? Keiner.
Worauf warte ich noch? Kein Gefühl, nur Leere. Nicht mehr lange.
Es ist soweit. Ich hab's getan.

23. Oktober 2014

ER HAT MICH ALLEINE GELASSEN. UNWICHTIG.

24. Oktober 2014

Ich bin ganz alleine. Ich könnte mir weh tun. Alles egal. Interessiert keinen.
„Was is?!“ - Warum spricht er so mit mir?
Womit habe ich diesen Schmerz verdient? Er ist besser dran ohne mich, war zu erwarten. Ich bin ein Versager. Schon immer gewesen. Alles hab ich falsch gemacht. Immer.
Warum ist da niemand? Will er überhaupt für mich da sein? Macht nicht so den Anschein. Er ist jetzt in Norwegen. Hau rein. Echt.

Und ich sitze hier und fühle mich als würde ich gleich sterben. Ich möchte sterben, wäre leichter als das was ich jetzt durchmache. Viel leichter.
Die Gedanken wären weg. Für immer.

05. November 2014

*What do you do when everyone is moving and you just can't?*

Morgen ist es wieder soweit…

06. November 2014

*I push people away. That's my thing.*

Wieder ein Jahr vorbei. Wieder ein Jahr ohne dich.
Ich verstehe mich selbst nicht mehr.
Ich vermisse dich immer noch.
Ich werde dich immer vermissen.

Vorhin hatte ich einen Weinkrampf und jetzt ist es einfach vorbei. Das verstehe ich nicht.
Ich denke viel über meine Zukunft nach.
Aber ich komme nicht voran. Ich werde irgendwann eingehen, so oder so. Das ist Tatsache.
Ich will doch nur glücklich sein bitte. Mehr wünsche ich mir nicht. Aber das ist wohl zu viel verlangt. Okay, vielleicht wünsche ich mir auch normal zu sein. Alles was ich kann, ist sterben.
Was spielt sich da ab?
Ich will lieber wieder gar nichts fühlen. Es ist als würde mein Kopf platzen. Voll mit jeglichem BULLSHIT, er sollte leer sein. Er ist nie leer. Niemals leise. Immer laut.

Ich fühle mich alleine. Ich fühle mich immer alleine. Selbst, wenn alle da sind.
Ich spiele Situationen in meinem Kopf. Wie es wäre, wenn ich NORMAL wäre.
Wie es wäre, wenn das alles nicht passiert wäre. Wenn du noch hier wärst.
Und es endet immer damit, dass ich verloren bin; in meinem Kopf.

Was zur Hölle ist falsch mit mir? Ich wünschte du wärst hier.
Aber ich bin alleine. Wie immer. Man sollte meinen ich würde mich daran gewöhnen.
Nein.

03. Dezember 2014

Was sich in meinem Kopf abspielt ist Wahnsinn.
Kindlich wie ich bin, nenne ich es „meine Anfälle“.

Aber sei's drum, ich werde versuchen es zu beschreiben. Vielleicht wird es dann besser.

Beim Schreiben dieses Satzes musste ich glatt Lächeln.
Als würde ich einen Weg aus dieser Hölle finden.

Zu allererst muss ich sagen, ich wache damit auf und ich gehe damit zu Bett. Wirre Gedanken, die oft keinen Sinn ergeben. Oder doch und ich merke es nur nicht?
Ich fühle mich nicht gut. Ich kämpfe so sehr mit mir. Jeden Tag. Und wozu?

Eigentlich begann alles wieder mit den Albträumen. Ich träume von Suizid, doch ich sterbe nicht. Ich sehe nur Szenarien. Von Erhängen zu in den Tod stürzen zu Waffe an die Schläfe zu Pulsadern aufschneiden zu vor nen Zug springen,… Doch jedes Mal, kurz vor dem „Ende“ sterbe ich doch nicht, es springt nur eine neue Episode/ein neuer Tod ein. Bis ich aufwache. Ein Traum der sich wiederholt. Ich hatte ihn schon öfter.
Genau wie der Traum, in dem ich in einem offenen Sarg liege. Von oben auf mich selbst herabblicke und dabei zusehe, wie Maden und anderes Getier sich langsam an meinem Fleisch satt frisst. Es wiederholt sich. Abscheulich.

Und weil die Träume nicht genug sind, nein, gibt es da immer wieder diese Gedanken.
Sätze in meinem Kopf, die sich eingebrannt haben. Ich bekomme immer wieder das Bedürfnis mich zu schneiden. Immer öfter. Oder meine Weinkrämpfe.

01. Jänner 2015

Frohes Neues!

Ich bin in München. Vor drei Tagen habe ich mich das letzte Mal geschnitten.
Es hat weh getan, aber es hat so gut getan. Es sind vier Schnitte, am linken Unterarm.
Drei sind weniger tief, einer etwas mehr. Ich schäme mich nicht, schließlich kann ich es doch sowieso nicht ändern.
Ich fühle mich ein wenig abgeschnitten von meinem normalen Umfeld. Mal sehen, was später passiert.
Manchmal bin ich verwirrt.

Ich komme mit meinen Gedanken nicht zurecht.
Ich habe Angst vor der Zukunft. Sehr sogar.
Wo führt mein Weg mich hin? Ich möchte nur glücklich werden. Und halbwegs normal.
Aber wie?

Die Zeit vergeht so schnell.. viel zu schnell. Vor ein paar Jahren hatte ich noch Träume, Wünsche, Ziele. Und nun? Gar nichts.
Ich überlege ein Buch zu veröffentlichen (ja, dieses hier) und das war's. Sonst ist da nichts.
Überleben.
Eine Aufgabe, die an manchen Tagen unmöglich scheint.

Tag für Tag mit mir selber zu kämpfen fühlt sich oft unerträglich an. Und doch tue ich es. Manchmal weiß ich gar nicht wofür. Manchmal erscheint mir alles trostlos. Manchmal glaube ich, dass Sterben leichter wäre.

Sind meine Gedanken dann fort? Ausgelöscht, wie dieser Körper?
Ich spreche nicht über meine Gedanken. Mit niemandem.

Wozu auch?
Es kann mir doch sowieso keiner helfen. Niemals.
Ich bekomme das Bedürfnis, das Hotelzimmerfenster aufzureißen und mich hinab zu stürzen. Ich behalte es für mich. Ich will raus. Fliegen. Frei sein.

03. Jänner 2015

*Kill me. Just fucking kill me.*

04. Jänner 2015

Meine Schwester schreit oft. Keiner weiß warum. Sie hat und sie bekommt alles. Alles was ihr Herz begehrt. Ich? Nein. Ich nicht.
Ich wollte nur geliebt werden, und eine normale, intakte Familie.

Man kann nicht alles haben. Und damit muss ich eben leben. Manche Dinge werden mir einfach verwehrt bleiben. Und ich kann es nicht ändern.

11. Jänner 2015

WICHTIG

„Verzweifelt suchte sie die Nähe zu anderen, aber wenn sich ihr jemand näherte, ergriff sie die Flucht“ [1]

„Stimmungsschwankungen treten schnell auf und sind explosiv.“ [2]

„Oft ist die Borderline-Kindheit ein wüstes Schlachtfeld,...“ [3]

„Wenn er sich selbst überlassen wird und Distanz erlebt (auch kurzzeitig), erinnert er sich an das Gefühl des Verlassenseins.“ [4]

---

1-4 Hal Strauß & Jerold J. Kreismann : Ich hasse dich - verlass mich nicht: Die schwarzweiße Welt der Borderline-Persönlichkeit (2012)

02. Februar 2015

Ich denke wieder nach. Wie mein Leben gewesen wäre, wenn wir nie hierher gekommen wären. Würde ich dann krank sein?

04:15 Uhr
Ich fühle mich, als würde ich die Kontrolle verlieren. Ich möchte leben, aber es wäre mir auch egal, wenn ich es nicht mehr tun würde. Sie sehen es nicht.

Ich versinke langsam wieder in Selbsthass.
Andy hat mich alleine gelassen. Ich verstehe das nicht.
Er hat mich im Stich gelassen, ohne ein Wort.

Kein einziges Wort, dass meine Trauer lindern könnte. Sie wollten mich gar nicht, niemand will das. Ich kriege nichts auf die Reihe.
Ich wünschte jemand könnte mich verstehen. Aber ich erwarte mir zu viel, immer. Oder nicht?
Ich bin so…ich weiß es nicht. Ich wusste es nie.

Ich hatte wieder diesen Traum. Er wiederholt sich, immer und immer und immer wieder…

Ich will versuchen es so genau wie möglich zu notieren:

**Ich befinde mich in der Anstalt (glaube ich zumindest), ich wache in einem Bett auf. Im Zimmer ist dieses Mädchen. Sie ist sehr schlank, hat hellbraunes Haar. Ihr Name wird nicht genannt. Diverse Therapien folgen. Bis eine dunkelhaarige Therapeutin mit Brille den Raum betritt, mit einer Krankenschwester. Das Mädchen und ich sollen ihnen folgen. Sie wirkt schizophren. Ihre Augen funkeln mich an. Wir steigen in einen Lift. Die Therapeutin drückt mir zwei Messer in die Hand. Das hellhaarige Mädchen will zu Fuß in den Keller, es wird ihr gestattet. Es geht abwärts.**
**Ich drücke der Therapeutin die Messer in die Hand. Ich habe Angst. Wir steigen aus dem Lift. Verzerrtes Bild, schwarzhaariges Mädchen in einer Ecke. Ich sehe ihr Gesicht nicht. Bild normalisiert sich. Meine Zimmergenossin vor mir. Wir gehen durch den Keller. Es wirkt wie ein großer Stall aus Stahl. Überall Blut, überall hängen Eingeweide. Ein Pool, voller Blut.**
**Ich wache auf.** Ich verstehe das nicht. Wirklich nicht.

02. Juli 2015

Ich habe lange nicht mehr geschrieben. Heute ist es wieder so weit.
Heute Vormittag hatte ich ein Vorstellungsgespräch. Keine zwei Stunden später kam die Absage. Das geht mir nah. Sehr sogar. Ist es meine Schuld?

Ich habe wieder versagt. Wie immer.
Warum kann ich nicht ein einziges Mal etwas schaffen? Ich frage mich das viel zu oft.
Ich will alles, was ich nicht haben kann. Und wenn es so weit ist, und es greifbar scheint… Bin ich zu blöd, um zuzugreifen.
Ich verwirre mich selbst. Verstrickte Gedanken. Wirre Gedanken. Und vor allem wilde Gedanken.
Ich sollte glücklich sein. Ich könnte sogar richtig glücklich sein.
Ich habe doch alles was ich brauche. Oder? Warum bin ich dann so unglücklich? So unzufrieden.
Warum kommen diese Depressionsschübe in letzter Zeit wieder öfter?
Warum musste ich mich wieder verletzen?

Ich habe Max seit Monaten nicht gesehen. Es scheint ihn nicht zu stören. Manchmal würde ich ihm gerne schreiben, aber ich wüsste nicht was.
Die Angst etwas Falsches zu tun ist einfach zu groß. Wie immer. Ich dachte, dass es besser geworden ist. Hab mir glatt ins Gesicht gelogen. Ob es jemals besser wird? Ich beginne wieder zu Zweifeln. Ich rauche wieder mehr.

Ich wollte aufhören. Nicht mal das habe ich geschafft.

Auf der Terrasse sitzend, frage ich mich ob das alles noch einen Sinn hat.
Oder, gab es je einen? Was macht ein Leben wirklich sinnvoll? Die Liebe anderer Menschen; sagen viele. Aber schlussendlich, auf die eine oder andere Art, verschwindet diese Liebe.
Ich mache mir zu oft Gedanken über den Tod, obwohl ich erst 22 Jahre bin. Ich frage mich oft, warum das so ist. Aber er begleitet uns doch. Tagtäglich. Für zu viele Menschen ist das ein Tabuthema. Heile Welt spielen. Nichts kann uns passieren. Und doch gehört es dazu. Wir haben nur dieses eine Leben.

Nichts desto trotz, sind einige von uns gestraft…

Die Sonne geht unter. Der Baum wird verschlungen von einem dunklen Orange-Rot.
Bald wird es Nacht sein. Ich hasse, wenn es Nacht wird.

04. Juli 2015

Zugfahrt…ER…

18. Juli 2015

Zurück im Zug nach Wien. Zwei Wochen Velden und meine Welt steht Kopf. Komplett. Schlechtes wie Gutes ist passiert.

Leider überwiegt (ohne Übertreibung) mal wieder das Schlechte. Ich habe jemanden kennengelernt. Gezwungenermaßen. Er hat am Hof gearbeitet. Nennen wir ihn Tom. Tom, 32 Jahre (glaube ich) und irgendwie komplett irre. :) Hat mir nach zwei Mal sehen gesagt, dass er mich liebt oder verliebt ist. Hat mir ein Herz aus einem Baumstumpf gesägt.

Ja, gesägt. Mit einer Motorsäge. So einen hab ich in meinem Leben noch nicht getroffen.
Geht sowas? Ich meine, dass mit dem Lieben. Ich denke nicht, dass ich mich liebe. Wie kann es also jemand nach zwei Mal sehen tun?

Aber eher zu dem Schlechten. Es geht mir nicht aus dem Kopf. VERTRAUENSBRUCH.
Das ist das Allerletzte. Ich hatte sie an meiner Seite. Ich hatte sie bei mir, für mich da. Zumindest dachte ich das. Oma war da.

Immer.
Und dann redet sie über mich…? Über mich, die ihr die ersten Tage in Velden so geholfen hat… Ich, die da war…
Redet mit Freunden / Bekannten / was zur Hölle auch immer darüber wie psychisch krank ich bin. Und ich weine nur.

Ich bin nicht so wie damals! Ich werde nie mehr so sein! Ach, was rede ich mir da eigentlich schon wieder ein? Ich bin immer noch nicht gesund. Dafür sind die Gedanken zu oft da. Ich versuche stark zu sein, aber es ist schwer.

Manchmal zu schwer. Ich weine. Oft. Aber nur, wenn ich alleine bin. Ich bin öfters unglücklich. Ich zeige es nur nicht.
Menschen nutzen einander aus. Sie sehen Schwäche und zack, erwischt es dich…
Zerschmettert am Boden liegen.
Wie oft haben wir das durch? Zu oft, ich habe irgendwann aufgehört zu zählen.
Das ist doch sinnlos.

Ich wollte Velden nicht verlassen. Ich wollte bleiben. Es wäre besser geworden.
Ich habe Angst. Ich gebe es ganz offen und ehrlich zu. Ich habe Angst vor Wien. Angst, vor dem was mich erwartet. Angst vor mir und was passieren wird.
Ich wünschte ich wäre niemals in diesen Zug gestiegen. Mit Oma. Ich habe den Ärger über eine Woche lang runtergeschluckt. Unterdrückt und zu Nichte gemacht, mit zu viel Bier und Zigaretten. Was hätte ich denn sonst tun sollen?
Allen die Urlaubszeit versauen, weil ich Oma auf das anspreche was sie gesagt hat? Nein. Ich habe den Urlaub doch sowieso schon verbockt. Absolut nichts Neues.
Was bringt das alles noch?

Immer noch im Zug. Aber Wien schon viel näher. Leider.
Ich würde gerne trinken. Viel trinken. Ich bin nicht glücklich.
Wann wird es besser?
In Velden war es besser. Sehr sogar. Nur mehr ne gute Stunde bis Wien. Verzweiflung.

Ich wünschte ich wäre nie dort weggefahren! Das war ein Fehler! Ein viel zu großer!
Und jetzt kann ich es nicht mehr ändern. Warum traue ich mich nichts?

Warum bin ich so? Und warum kann ich nicht normal sein? Mir wird das alles zu viel. Ich bin überfordert. In Velden war ich frei. In Wien bin ich gefangen. Das Schlimme daran ist, ich denke ich habe ihn mir selbst gebaut… den Käfig.
Ich bin so schrecklich verwirrt. Mein Kopf ist voll. Mein Herz ist schwer. Nichts, nur ein kleines Mädchen, dass Angst hat vor der Dunkelheit und dem Monster im Schrank.

Ich habe das Monster gefunden. Ich blicke es an, jeden Tag wenn ich in den Spiegel schaue. Eine Hülle. Bruchstücke als Überbleibsel.
Ich halte das nicht aus. Ich brauche eine Zigarette.
Wäre wichtig.

02. September 2015

Was macht das für einen Sinn? Gibt es einen Sinn?

03. September 2015

Die Sonne geht auf.
Ein beunruhigender Gedanke, bedenkt man, dass ich gar keine Lust auf dieses Leben habe. Zumindest nicht hier.

Alles wie immer. Alles beim Alten.
Für einen kurzen Moment ausgebrochen, frei. Schneller als ich dachte wieder gefangen.
Ich schneide mich nicht mehr. Das ist gut.

06. September 2015

Am Weg

Ich klammere mich förmlich an meinen Becher.
Voll mit Kaffee, der nicht nach Kaffee schmeckt. Leute steigen aus. Fallen sich in die Arme. Ich werde aussteigen und mir eine Zigarette anzünden.
Die Wälder und Berge ziehen vorbei.
Wie jeder einzelne Moment.
Grässlicher Kaffee.
Ich trinke ihn dennoch, lehne mich zurück.
Der Weg ist lang.
Das Ziel?
Ein Trauerspiel.

06. September 2015

In Velden, und wieder zurück. Wieder im Zug nach Wien. Diesmal war länger in Velden bleiben unmöglich. Leider. Ich weiß nicht, wann ich wieder rauskomme. Das tut weh. Ich hatte gestern Nacht einen kleinen Rückfall. Das war nicht mein Plan, aber ich kann es nun mal nicht steuern. Manchmal zweifle ich daran, dass ich das jemals steuern werde.

Aber ich habe das Gefühl, dass Velden mich stärker macht. Ich fühle mich wohler.
Vielleicht kann es doch endlich besser werden.
Ich möchte meinen Plan so gerne in die Tat umsetzen, Wien endlich verlassen. Aber ich weiß nicht wie.
Das erweist sich als so schwierig. Schwieriger als ich dachte. Dennoch habe ich irgendwie das Gefühl, dass ich das schaffen kann. Irgendwie. Irgendwann.
30 Minuten noch bis Wien. Ich könnte ausrasten.
Ich hasse das.

06. Oktober 2015

Es ist wieder eskaliert. Ich sitze weinend in meinem Zimmer. Oh Gott, wie ich mich hasse.
Warum sieht sie nicht, was ich alles mache? Warum sagt sie, dass nur sie arm ist?
Warum sagt sie, dass sie keine Freizeit hat?

12. Oktober 2015

Heute ist es wieder schlimmer.

Ich habe über eine Stunde geweint und weiß nicht mal genau warum. Ich fühle mich so eingesperrt.
Ich will dieses Leben nicht.
Ich will das nicht. Ich fühle mich so verloren. Hilflos. Allein. Ich brauche Hilfe.

13. Oktober 2015

Sie hat es schon wieder gemacht. Mich runtergemacht. Warum mache ich immer alles falsch? Warum krieg ich nichts hin? Ich bin ein Versager. Alles falsch. Ich bin so unnötig. Ich gebe mich wieder auf. Es ist doch sowieso alles falsch.
Warum? Aber sie wird schon recht haben. Deshalb hat mein Vater mich wohl auch verlassen. Weil ich einfach nichts kann. Nichts richtig mache. Versager.
Ich sitze wieder da und beginne zu weinen.

06. November 2015

Da wären wir wieder.
Ein weiteres Jahr. Gott, es schmerzt.
Fuck.
Warum… Warum hast du mich verlassen? Ich zerbreche.

15. November 2015

12:34 Uhr
Es regnet draußen. Der Himmel bedeckt von einer scheinbar undurchdringlichen Schicht aus GRAU.
Zum Weinen ist mir. Warum weiß ich selbst nicht genau. Ich bin einfach traurig.
Unendlich traurig.
Verrückte, kranke Welt. Terroranschläge in Paris.

Da kommt man sich dann doch für einen Moment total unwichtig vor.

Es fängt wieder an zu regnen. Regentropfen rinnen an meinem Fenster herab.
Ich kann dem entkommen. Ich glaube daran, dass ich dem allen entkommen kann. Ich wollte weinen, aber es geht nicht.

So sinnlos und leer alles manchmal scheint. So weiß ich, dass ich irgendwo in mir Hoffnung trage. Ich glaube, dass ich über alles wegkommen kann. Dass ich diese Krankheit bekämpfen kann. Manchmal weiß ich nur nicht wie.
Auf meinem Bett sitzend greife ich mir mit einer Hand an den Kopf, streiche mir durch's Haar.
Wann genau hat das alles bekommen? Ich wünschte ich hätte die Möglichkeit es herauszufinden. Zurückreisen, irgendwas ändern.

Doch jeder hat solche Zeiten mal oder? Ich meine schlechte., unangenehme Zeiten. Ist es nicht so?
Und ich glaube fest daran, dass jeder die Stärke hat das zu überwinden.

14:09 Uhr
Endlich geweint.
Ich würde gerne mit jemandem über meine Gedanken sprechen.

17:00 Uhr
Warum fehlst du mir so?
Warum darf ich kein Teil von deiner Welt sein?

Es ermüdet mich. Das ist alles so unfair. Aber du bist gegangen.
Hast mich zurückgelassen. Hinter dir die Sintflut.
Ich denke öfter an dich, als du an mich.
In Liebe, deine Tochter.

18. November 2015

Ich fühle nichts.
Geht es wieder von vorne los? Zeit heilt alle Wunden… Schwachsinn. Man vergisst es bloß oder trägt es weiterhin in einem kleinen Hinterzimmer des Kopfes mit.
Bei mir ist wohl das Zweite der Fall.
Und ich weiß nicht ob ich das je vergessen kann.

21. November 2015

Handy weg? Doch nicht. Verwirrung und ich.
Ich bin gestern nach München gefahren um mir Gedanken zu machen. Und um zu schreiben. Jetzt sitze ich alleine hier und frage mich, wie es nur weitergehen soll. Im Grunde, wünsche ich mir ja, den Studienplatz zu bekommen.
Aber wohin führt mich mein Weg?

Was ist mein Ziel und wann erreiche ich es endlich?
Ich fühle mich, als wäre ich zum Scheitern verurteilt. Aber das muss gar nicht sein.

Trotzdem tue ich es. Öfter als ich sollte. Warum läuft nie etwas richtig gut? Beziehungsweise, warum bleibt es nie gut? Ich habe mich erneut zwei Mal verletzt.
Warum tue ich mir das alles eigentlich noch an?
Es eskaliert so schnell.

Ein paar Sachen passieren und schon verliere ich die Kontrolle.
Ich habe darüber nachgedacht wieder Tabletten zu nehmen.
Aber möchte ich das?
Möchte ich wieder praktisch gefühlstot sein?
Ich weiß nicht was ich tun soll. Oder was ich tun werde. Es ist alles so schwierig

24. November 2015

Wieder Abend. Wieder Hass. Wieder traurig.
Ich denke zu viel.

Ich habe es so satt, mich leer und einsam zu fühlen.
Ich sitze auf meinem Bett, umringt von Chaos. Ich habe die vorigen Seiten durchgeblättert. Überflogen. WAS STIMMT NICHT MIT MIR?
Warum kann ich nicht einfach normal sein?

Heute habe ich Max wiedergesehen. Das hat mich so glücklich gemacht. Er hört mir zu.
Er nimmt mich, wie ich eben bin.

05. Jänner 2016

*I lost him.*

23. Februar 2016

Ich habe versagt. Ich versage immer. Beim Sprachkunst-Studium nicht genommen worden und nun bei angewandter Fotografie auch nicht. Wie soll das denn weitergehen? Ich weiß es nicht. Ich weiß es nicht. Ich weiß es nicht. Ich weiß es nicht.

Ich habe keine gottverdammte Ahnung.
Scheiß Gluten- und Getreidefrei muss ich jetzt auch leben.
Mein Leben ist ein einziger Witz.

02. März 2016

Ich dachte, ich hätte es überstanden. Ich dachte wirklich, diesmal schaffe ich es.
Ich habe mich mal wieder erfolgreich belogen.
Ich dachte ich wäre gesund. Ich dachte, ich muss nicht mehr schreiben.

In Wahrheit habe ich alles runtergeschluckt. Schlussendlich…
FALSCH GEDACHT.
Ich habe mich wieder verletzt.

Warum krieg ich nichts auf die Reihe? Es wird wieder passieren und ich werde wieder alle wegstoßen. Manchmal fühlt es sich so an, als wären zwei Seelen in mir.
Wie werde ich mit alldem fertig?
Ich will es alleine schaffen und kann es nicht.

Ich brauche jemand, aber das wird mir dann doch nicht helfen.

Niemand hört mir zu, wenn ich rede.
Ich könnte rausgehen um nicht alleine zu sein, doch warum grüßt niemand mehr?
Niemand erwidert ein Lächeln.
Bin endgültig zum Scheitern verurteilt. So fühlt es sich an.

10. März 2016

17 Tage bis zu meinem Geburtstag und ich fühle mich wie der größte Versager.
Warum glaubt niemand an mich? Lächerliche Frage eigentlich.
Ich glaube ja nicht mal selbst an mich.
Wie soll es weitergehen? Ich weiß es nicht.
Ich könnte es eigentlich auch beenden.
Wen würde es interessieren? Niemanden.

Ich fühle mich so sinnlos, nutzlos. Ich falle ja doch nur jedem zur Last.
*Save me.*
Aber möchte ich überhaupt gerettet werden? Ich werde wieder die Kontrolle verlieren. Das ist nur eine eine Frage der Zeit. Bis es wieder passieren wird.
Ich bin so müde. Wo ist mein Antrieb hin?
Ich hab die Lust doch längst verloren…

13. März 2016

Nur ein Schnitt. Es war nur einer.
Ich denke nicht, dass er tief ist. Immerhin muss ich jetzt nicht

mehr weinen. Ich möchte nie wieder weinen. Am liebsten möchte ich gar nichts mehr fühlen.
In genau zwei Wochen habe ich Geburtstag. Immer noch ein Kind. Immer noch keinen Plan. Was soll aus mir werden? Ich weiß es nicht. Ich bin verzweifelt.
Ich brauche Hilfe. BITTE. Bitte, ich brauche Hilfe. Doch da ist niemand.

Sie sagen alles wird gut. Und ich möchte ihnen glauben. Aber niemand kommt zurück. Keiner steigt vom Kreuz herunter.

Erwarte ich mir zu viel? Oder erwartet man zu viel von mir? Ich weiß es einfach nicht. Ich bin so unglücklich. Der Schnitt brennt. Das ist gut.
WAS IST NUR LOS MIT MIR?
Ich erkenne mich nicht wieder.

28. März 2016

Geburtstag? Wohl eher ein Witz oder? Jedes Jahr der gleiche Mist. Ich glaube, ich erwarte mir einfach zu viel. Was war denn das bitte? Merkwürdig.
ICH fühle mich merkwürdig.

Ich habe nicht mehr daran gedacht mir weh zu tun!
Und noch besser ist: Ich möchte es auch gar nicht mehr!
Ich fühle mich gerade so stark. Kann es sein?
Wird es endlich besser?
ENDLICH?

29. März 2016

Nach all den Jahren? Habe ich es geschafft? Kann das wirklich sein?

04. April 2016

Shooting-Tage in Prag verliefen gut!
Also ich war in Prag und es sind Bilder gemacht worden.
Hat wohl ein bisschen mein Ego gepusht.
Was weiß ich, jedenfalls…
Ich bin ohne Tabletten weggefahren und ich habe es geschafft!
Keine Albträume, keine Schlafstörungen. Ich bin so stolz auf mich.

07. April 2016

Doch wieder schlecht geträumt. Aber ich darf nicht zulassen, dass mich das runterzieht!
ES SOLL MIR GUT GEHEN!
Ich will mich nicht mehr selbst hassen. Nie wieder.

16. April 2016

Heute sehe ich Jo, einen Freund von mir, wieder. Ich freue mich! Und erneut ein Wochenende voller Fotoshootings vor mir. Das sollte mich glücklich machen.
Aber warum fühle ich mich so ausgelaugt?
Müde und irgendwie schwächlich.
Heute Abend wird jedenfalls gut, bisschen raus aus allem. Ich denke, dass mir das gut tun wird.
Manchmal habe ich das Gefühl, dass ich mich übernehme.

Aber das wird wieder.
Oder?

09. Mai 2016

Heute hatte Mama einen Autounfall.

Ich habe Panik geschoben, als ihr Anruf kam; während ich in der Bahn stand.
Ich habe gezittert. Mein Erzeuger ist schon weg, ich würde es nicht ertragen, wenn ihr was passieren würde.
Ich hatte heute so viel Angst.

25. Mai 2016

*Finding inspiration in the simpliest things.*
Seit letztem Donnerstag bin ich krankgeschrieben, mein Arm ist hin. Deshalb fällt mir das schreiben auch gerade furchtbar schwer und es schmerzt sehr. Somit muss ich mich jetzt wohl eher kurz halten. Es geht auch nur um meine kleine Überschrift. Ich möchte mich mehr der Fotografie widmen. Ein Buch gestalten, Blätter und Blüten trocknen, vielleicht auch mit der linken Hand zeichnen lernen.
Ich möchte Erinnerungen sammeln und Momente einfangen.
Mein Arm schmerzt, aber irgendwie muss ich mich doch beschäftigen…

01. Juni 2016

Ich schreibe mit schmerzendem Arm, aber ich schreibe. Ich brauche das gerade so sehr. Da sind mir die Schmerzen egal. Aber wenn ich nicht schreibe, drehe ich wohl bald durch.

WAS IST LOS MIT MIR?
Ich denke darüber nach, wie es wäre mich zu schneiden.

Ich versuche den Gedanken zu verdrängen, heute klappt das nicht so gut. Ich könnte so glücklich sein, aber es fühlt sich gerade nicht so an. Ich SOLLTE glücklich sein.
Vorhin musste ich wieder an meinen Vater denken, danach hab ich geweint.
Wie dumm von mir. Warum bin ich nur so dumm?
Ich fühle mich so… ich kann es gerade nicht beschreiben.
Eigentlich fühle ich gar nichts.
Traue mich nicht. Ich will etwas sagen. Traue mich nicht.

06. November 2016

Ich wünschte all das wäre nie passiert und du wärst noch hier, bei mir.
Jahre sind verflogen. Dein Platz ist leer geblieben. Er wird leer bleiben.
Ein weiteres Jahr ohne dich.

09. November 2016

Hört es jemals auf? Bitte…

11. November 2016

Wow…

07. Mai 2017

Fragen über Fragen
Wieso passiert das alles?
Wieso bin ich so alleine?
Wieso fühle ich nichts?
Wieso hast du mich verlassen?

06. September 2017

Wann war der letzte Anfall? Wann hast du dich das letzte Mal so gefühlt wie heute?
Ich weiß es nicht mehr. Habe ich es vergessen? Oder einfach verdrängt?

Ich sitze in der Bahn Richtung Arbeit. Zahlreiche Häuser und noch mehr Menschen.
Und trotzdem fühle ich mich so einsam wie schon lange nicht mehr.

Alleingelassen, mit all diesen Emotionen.
Ich habe keine Lust mehr. Und noch weniger Antrieb. Am liebsten wäre ich ganz weit weg. Ich möchte nicht zur Arbeit. Ich möchte niemanden sehen. Ich möchte nur meine Ruhe.
Eigentlich sollte ich glücklich sein.
Eigentlich habe ich doch alles was ich immer wollte.
Aber all das spüre ich gerade nicht. Ich spüre nichts.

Leere. Stille. Einsamkeit.

Menschen in der U-Bahn, Menschen in der Uni.
Und ich suche Augen, die den meinen gleichen. Traurige.

Jetzt auf der Arbeit einen auf zufrieden machen. Aber ich möchte auch nicht darüber sprechen müssen.
Ich möchte niemandem zur Last fallen…

Endlich raus aus der Arbeit. Hilflos fühlen. Und allein. Ich weiß gar nicht wohin mit mir. Ich weiß nicht, wie ich diesen Zustand erklären soll…oder benennen soll. Ich weiß gar nichts. Außer, dass ich niemanden damit belasten möchte.

*help*

Was soll ich nur tun? Wohin mit mir? Warum sehe ich keinen Sinn? Und wann hat das wieder begonnen?
Das selbe Lied läuft in Dauerschleife. Und ich möchte mich verkriechen. Liegen und nie wieder aufstehen müssen. So würde ich auch niemandem mehr zur Last fallen.

Ich würde sagen, dass es sich gut anfühlt das alles aufzuschreiben. Tut es nicht.
Ich fühle gerade nichts. Das ist komisch. Das war schon lange nicht mehr so.
Warum denke ich daran Medikamente zu nehmen?
Nur eines…
Ich wollte das nicht mehr. Nie mehr.

Aber gerade erscheint mir das als die einzige Lösung. Als der ersehnte Ausweg aus diesem Zustand.
Oder eine Schlaftablette. Ich will schlafen.

07. September 2017

„Ich fühle mich, wie ich fühle. Weil ich nichts mehr fühle."

Müde, obwohl ich geschlafen habe. Wieder verwundert über die Menschenmenge. Wieder in der Bahn. Wieder zur Arbeit.
In Gedanken ganz wo anders.
Aber nicht bei mir.

24. September 2017

*I am the one, I fear the most.*

25. September 2017

*I'm fucked.*
Ich sitze in der Arbeit (ja sogar hier habe ich das Buch mit) und kann mich kein Stück konzentrieren. Mein Kopf ist so voll und ich fühle mich absolut überfordert mit der Gesamtsituation.
Ich habe Angst, große Angst sogar.
Was, wenn das alles nichts bringt? Wenn nichts anschlägt? Was soll ich dann nur tun?
Und dann noch KETOGENE DIÄT.
Ich würde gerne aufstehen und einfach weg. Weg von hier. Weg von allem.

In der Arbeit zu weinen anfangen? Kann ich. Was ist denn nur los mit mir?

Später…
Ich wollte heute mit meiner besten Freundin reden, aber sie hatte keine Zeit.
Hätte ich es über's Herz gebracht? Ich weiß es nicht. Es geht mir nicht gut.
Wie soll das alles nur weitergehen? Ich suche und suche, aber Lösung finde ich keine. Alles was ich finde ist pure Angst.
Ja, ich habe Angst.
Wie oft hast du so eine Angst schon verspürt? Immer wieder. Es ist so frustrierend. Vor allem ist es nervenaufreibend. Ich möchte mich gar nicht so fühlen, der ich mache es.
Dann bin ich emotionsgeladen und dann tut es mir leid.
Ich bin müde, aber schlafen möchte ich nicht. Ich wache am nächsten Morgen auf und nichts hat sich verändert. Nicht das Geringste.

17. Oktober 2017

Es wird schlimmer.
Ich sitze beim Arzt (ja, auch hier habe ich das Buch mit) und suche mir Hilfe.
Ich habe Angst. Eigentlich habe ich immer Angst. Mir geht es nicht gut.
In der Arbeit ist mir ein Buch runtergefallen, und ich habe direkt zu weinen begonnen. Ich fühle mich so überfordert.

Gestern Früh hatte ich einen Weinkrampf. Ich konnte mich gar nicht mehr beruhigen. Ich erkenne mich nicht wieder. Was passiert mit mir?

24. Oktober 2017

Ich bin so verwirrt. Ich verstehe zur Zeit die Welt nicht mehr. Warum ist er plötzlich so anders zu mir? Es liegt an mir. Es liegt immer an mir. Irgendwas habe ich wohl einfach wieder falsch gemacht. Wie immer… Aber was?
Obwohl das eigentlich nichts zur Sache tut. *I'm a failure.*

Heute geht es zu einer neuen Therapeutin. Ich bin gespannt wie das wird, schließlich habe ich wieder mal null Bock über meinen Scheiß zu reden.
Danach treffe ich meine beste Freundin, darauf freue ich mich schon!

Mein Kopf ist so voll und ich wünschte ich könnte das abstellen. Kann ich aber nicht.
Mein Leben geht den Bach runter und ich sitze in der ersten Reihe und sehe dabei zu.

Ich mache absolut nichts dagegen. Aber wozu auch?
Es ändert sich ja doch nichts. Und wenn doch, ein paar Monate später ist alles wie gehabt. Und ich sitze wieder hier. Alleine. Verzweifelt warte ich auf eine Nachricht, ein Zeichen. Doch es kommt nichts. Wieso auch? Ich bin es ohnehin nicht wert.

Ich weiß nicht warum. Und ich weiß auch nicht, was das alles soll. Und ich weiß nicht, warum es scheint, als würde es ihn nicht kümmern. Und ich weiß nicht, ob ich etwas sagen soll. Ich weiß gar nichts und damit komme ich gerade nicht zurecht.
Es macht mich kaputt. Oder mache ich alles kaputt? Denke ich zu viel nach?

Fangfrage! Ich denke doch immer zu viel nach. Aber, ist es diesmal wirklich grundlos?
Will er mich überhaupt noch?

06. November 2017

Er hat mich weggebracht.
Wieder ein Jahr ohne Dich.
Aber er hat mich weggebracht. Es ist schön hier.
Ich denke an dich, ich habe die Kette von dir dabei.
Ich vermisse dich.
Aber er hat mich weggebracht, er kümmert sich sehr.
Ich habe vergessen, wie du geklungen hast. Es tut mir leid.
Ich vermisse dich. Ich werde dich immer vermissen. In Gedanken bin ich bei dir.
Ein weiteres Jahr ist vergangen und dennoch fühlt es sich manchmal so an, als wäre es erst gestern gewesen…

Dezember-Nächte

(Dezember 2017 wurde ich von heftigen Schlafstörungen und Albträumen geplagt, was also sonst tun, als Uhrzeiten und alles dokumentieren.)
9. auf 10. Dezember 2017

22:30 Uhr - Schlafen gegangen
01:37 Uhr - wach
02:49 Uhr - wach
05:20 Uhr - aufgestanden
immer rund 30 Minuten wach gewesen…

10. auf 11. Dezember 2017

22:49 Uhr - Schlafen gegangen
00:37 Uhr - wach bis ca. 2 Uhr
04:38 Uhr - wach
06:30 Uhr - aufgestanden

11. auf 12. Dezember 2017

01:20 Uhr - und ich bin mal wieder munter. MUNTER. Könnte jetzt auch anfangen ein Buch zu lesen oder so. Keine Ahnung.
Es ist so unsagbar anstrengend und ich könnte nur noch heulen.

So kann das doch nicht weitergehen. Frustration. Versuche jetzt trotzdem wieder zu schlafen. Ich will nicht wach bleiben. Wozu auch?

03:37 Uhr - wach
05:40 Uhr - aufgestanden
Ich bin so erschöpft. Nicht nur körperlich, auch seelisch. Ich fühle mich nicht gut. Ich bin zunehmend traurig. Heute muss ich zur Ärztin, dann zur Arbeit.
Es ist jetzt 08:17 Uhr und von mir aus könnte der Tag schon wieder vorbei sein.
Ich möchte so gerne schlafen, aber ich habe solche Angst.
Ich wünschte er wäre bei mir.

09:45 Uhr
Die Zeit scheint einfach nicht zu vergehen. Ich fühle mich so erschöpft.

12. auf 13. Dezember 2017

22:00 Uhr - ins Bett
02:06 Uhr - wach
03:50 Uhr - wach
05:40 Uhr - aufgestanden
Heute muss ich zur Ärztin. Ich hoffe, sie kann mir ein anderes (stärkeres) Mittel verschreiben. Ich bin so müde. Ich habe schon einen halben Liter Kaffee intus, damit ich den heutigen Tag irgendwie überstehe. Es ist so anstrengend. Was raubt mir den Schlaf?

Was sollen die Albträume von früher?
Hoffentlich muss ich bei der Ärztin nicht zu lange warten. Ich mag keine Warteräume, sie erinnern mich zu sehr ans Krankenhaus.

21:20 Uhr
Heute war anstrengend. Anstrengender als manch anderer Tag. Erst Ärztin, dann Gedanken über Psychiater machen, dann dieser blöde Streit mit Willi, der mich einfach nur noch mehr ausgelaugt hat. Ich bin fertig. Und müde.
Ich möchte doch nur in Ruhe schlafen.
Ohne Träume, ohne Wachwerden.

Ich hoffe so, dass bald alles wieder gut ist. Ich wünsche es mir.

13. auf 14. Dezember 2017

00:52 Uhr - wach
02:06 Uhr - wach
04:01 Uhr - wach
05:20 Uhr - aufgestanden
Was war das wieder für eine Nacht. Ich verstehe es nicht, wirklich nicht. So ein Witz. Ich bin gar nicht mehr ausgeruht. Ganz im Gegenteil. Ich bin nur mehr grantig.
Und vor allem stresst mich alles direkt. Das kann doch nicht gesund sein.

18. Dezember 2017

Schmerz. Hass. Schmerz. Hass. Schmerz. Hass.
Du gottverdammte Welt. Ich hasse es. Alles.
Ich zerbreche.
Ich will nicht mehr. Ich kann auch gar nicht mehr.

Schmerz. Hass. Schmerz. Hass. Wieso?!?!?!
Wieso passiert das alles?

22. Dezember 2017

Was für ein Abend? Oder Nacht? Oder Morgen?? Ich weiß es nicht.
Ich weiß nur, dass mein Kopf voll ist. Und ich bin müde.
Etwas zittrig.
Heute morgen habe ich es zugelassen und geredet. Erzählt.
Danach habe ich mich schlecht gefühlt. Aber wieso eigentlich?
Ich habe ehrlich erzählt, wie ich mich fühle.
Und trotzdem habe ich ein schlechtes Gewissen.

11:33 Uhr
Ich bin so müde. Ich will nur schlafen. Aber irgendwie funktioniert das nicht.
Gerade habe ich Angst, meine Augen zu schließen. Wieso…

Es wird an der Zeit weiterzumachen. Ich kann mich nicht länger runterziehen lassen. Nicht von mir selbst.

Ich MUSS weitermachen.. auch wenn das gerade absolut schwierig scheint.

31. Dezember 2017

Selten so alleine gefühlt.
Was für ein glorreiches 2017.

Wird Zeit, dass es endet.

---

15. Mai 2018

Ich schreibe wieder. Es ist viel passiert. Ich habe meinen Erzeuger getroffen. War okay. Aber wie hat er so schön gesagt? Patchwork-Familien funktionieren eh nicht.
Doch das ist nicht der Grund warum ich schreibe.
Eigentlich geht es mir gut. Alten Job gekündigt - direkt einen neuen gefunden.
Ich arbeite an meinen Fotoausstellungen, nachdem meine Erste im Februar so ein Erfolg war. Ich habe mich mit dem Thema Phobien auseinander gesetzt und es geschafft.
Alles okay.

Doch da ist mein Tagebuch aus dem Jahr 2006, dass ich vor Kurzem entdeckt habe.
Das wirft mich ein wenig aus der Bahn.

Hätte man alles ändern können?
Hat es damals wirklich niemand bemerkt?
Wie wäre mein Leben verlaufen, wenn man damals was unternommen hätte?

Wer wäre ich?

Ich zitiere:

**„06. Mai 2006**
**momentan 41kg**
**nach Turnen 40,9 kg / 26% Fett**
**Hoffentlich wird es bald weniger!**
**Ich weiß nicht wie ich das schaffen soll!“**

**„27. Mai 2006**
**21:20 Uhr jetzt hagelt’s**
**Zur Zeit wiege ich 41,8 kg, ich will auf mindestens 37kg runterkommen!“**

**„29. August 2006**
**Niemand hört mir zu oder braucht mich. Ich will nicht mehr leben.**
**Am liebsten würde ich sterben. Niemand braucht mich.**
**NIEMAND BRAUCHT MICH“**

Herrgott, da war ich 13 Jahre alt!
Hat das niemand bemerkt??
Oder war es egal?!?!

Wie auch immer. Wenn das alles nicht passiert wäre, dann wäre ich wahrscheinlich nicht wer ich jetzt bin. Vielleicht gibt es Dinge im Leben, die vorgegeben sind. Und vielleicht passiert alles aus einem Grund.
Ich weiß jedenfalls, dass ich meinen Weg finden werde.
Und ich weiß, dass ich nicht mehr alleine bin.

17. Mai 2018

Der Fernseher läuft im Hintergrund und ich mache eine Pause vom Tippen. Ich brauche Kaffee & der scheiß Fernseher muss aus…
So, jetzt geht es wieder. Es scheint so als wäre ich bald fertig.
Ich brauche ein Ende.
Den Abschluss. Ich plane meine Borderline-Fotoausstellung.
Vielleicht ist es das.
Der Abschluss. Strich drunter. Thema beendet. Ich muss lächeln. *Als wäre es so einfach.*
Es ist nicht einfach, wahrscheinlich wird es das nie. Und war es nie.
Ich versuche positiv zu bleiben. Es lohnt sich doch zu kämpfen.
Zurück zu dem Ende.

Es wird nie komplett zu Ende sein.

Solange ich lebe, wird es da etwas geben.
Zwei Seelen in meiner Brust.

Nein, es wird nie zu Ende sein. Aber für jetzt, kann ich dieses Buch schließen und glücklich sein mit dem was ich habe. Klappe zu.

Auf hoffentlich nicht allzu bald.

Donnerstag, 17. Mai 2018

11:09 Uhr
Das Buch ist zu. Die letzten Worte tippe ich so. Nachdem ich aufgewühlt eine geraucht habe, wird es Zeit mich zu bedanken. Bei allen Leuten, die mich zur Zeit oder damals oder immer noch begleiten.

Größter Dank gilt Max.
Meinem besten Freund, meinem Lebensretter.
Wir sehen uns nicht mehr so oft wie früher, aber in Gedanken bin ich immer bei dir. Ohne dich, würde ich nicht mehr hier sitzen. Ohne dich, hätte ich mehr als einmal aufgegeben.

Ich danke auch meiner Mutter, die lange Zeit Mama und Papa für mich war.
Du hast das gut gemacht!

Mein Dank gilt allen Menschen, die mich unterstützt oder besser gesagt GESTÜTZT haben. Die alles mit mir durchlebt haben. Die mich niemals aufgegeben haben. Die meine Emotionen und „Anfälle“ mit mir ertragen haben.
Und mir beigebracht haben, dass es sich lohnt weiterzumachen.
Ich verdanke euch so viel.
Vor allem verdanke ich euch mein Leben.

Ich hatte seit Monaten keine Panikattacke.
Ich nehme keine Medikamente mehr.
Ich fühle mich nicht mehr ängstlich.
Ich fühle mich nicht mehr depressiv.
Ich fühle mich… wic ich.
Ich bin jetzt glücklich.
Und ich bin sehr dankbar, dass ich das endlich sagen kann.

Es wird sicher Momente in meinem Leben geben, die schwierig werden.
Aber ich werde sie meistern.
Darum geht es doch, oder nicht?
Ich glaube an mich.
Und ich möchte, dass es anderen genau so geht.
Wir können das schaffen.

Denn du bist so viel.
**Aber du bist nicht alleine.**